Klessinger · Richter

Der Rücken-Doc:
Hexenschuss und Ischias

Liebe Leserin, lieber Leser,

wenn es um die eigene Gesundheit geht, darf man nichts dem Zufall überlassen. »Für eine bessere Medizin und mehr Gesundheit im Leben«: So lautet das Qualitätsversprechen der Marke Thieme. Ärztlich Tätige, Pflegekräfte, Physiotherapeuten oder Hebammen – sie alle verlassen sich darauf, dass sie von Thieme, dem führenden Anbieter von medizinischen Fachinformationen und Services, die entscheidenden Informationen zur richtigen Zeit am richtigen Ort bekommen. So können sie die Menschen, die sich ihnen anvertrauen, bestmöglich unterstützen. Auch Sie können sich auf die TRIAS Ratgeber mit dem Thieme Qualitätssiegel verlassen! Diese Informationsangebote helfen Ihnen dabei, die richtigen Entscheidungen zu treffen, wenn es um Ihre Gesundheit geht, selbst daran mitzuwirken, gesund zu werden, sich gesund zu erhalten oder das Fortschreiten einer Erkrankung zu vermeiden. Mit einem TRIAS Titel aus dem Hause Thieme überlassen Sie Ihre Gesundheit nicht dem Zufall!

Ihr TRIAS Team

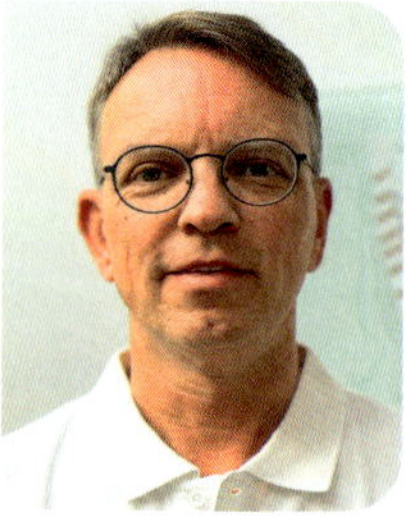

Prof. Dr. med. Stephan Klessinger wurde an den Universitätskliniken in Erlangen und Essen zum Neurochirurgen ausgebildet und ist seit 2005 in einer Neurochirurgischen Gemeinschaftspraxis in Biberach niedergelassen. Sein Schwerpunkt ist die interventionelle Schmerztherapie an der Wirbelsäule. Er ist seit vielen Jahren internationaler Ausbilder für Interventionen an der Wirbelsäule und im Vorstand mehrerer Schmerzgesellschaften (IPSIS, IGOST) tätig sowie Mitglied in mehreren Kommissionen der Deutschen Wirbelsäulengesellschaft (DWG). An der Universität Ulm hat er eine außerplanmäßige Professur für Neurochirurgie. Er ist Autor mehrerer Leitlinien.

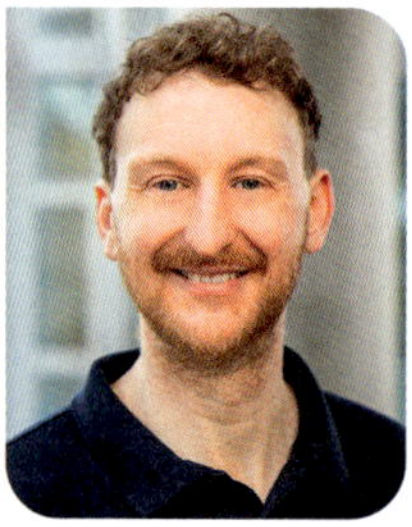

Dr. Michael Richter ist Physiotherapeut seit 1999 und lebt in Hamburg. Von 2009–2021 war er in leitender Funktion im Rückenzentrum Am Michel, einer Einrichtung für interdisziplinäre, multimodale Schmerztherapie, tätig. Aktuell arbeitet er an der Hochschule für angewandte Wissenschaft und Kunst (HAWK) am Gesundheitscampus in Göttingen als Verwaltungsprofessor. Sein Interesse gilt dem interdisziplinären Management von chronischen Schmerzbetroffenen sowie der Edukation über das Thema Schmerz. Seit zwei Jahrzehnten erlebt er das besondere Potenzial von Aufklärung und Bewegung zur positiven Einflussnahme auf akute und chronische Rückenschmerzen.

Prof. Dr. med. Stephan Klessinger · Dr. rer. medic. Michael Richter

Der Rücken-Doc: Hexenschuss und Ischias

Die richtige Diagnose, die besten Therapien
und die 20 wichtigsten Übungen

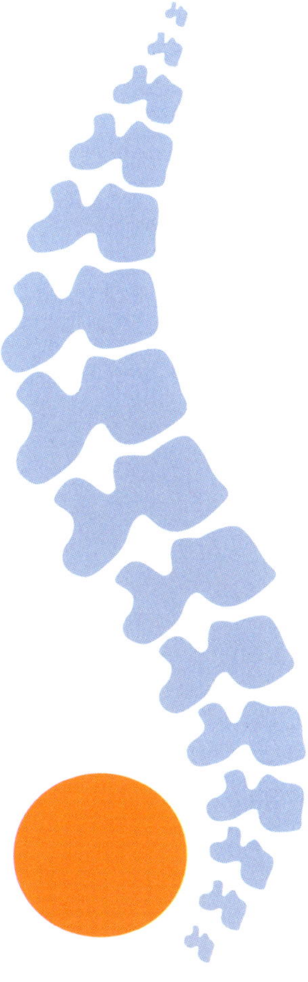

TRIAS

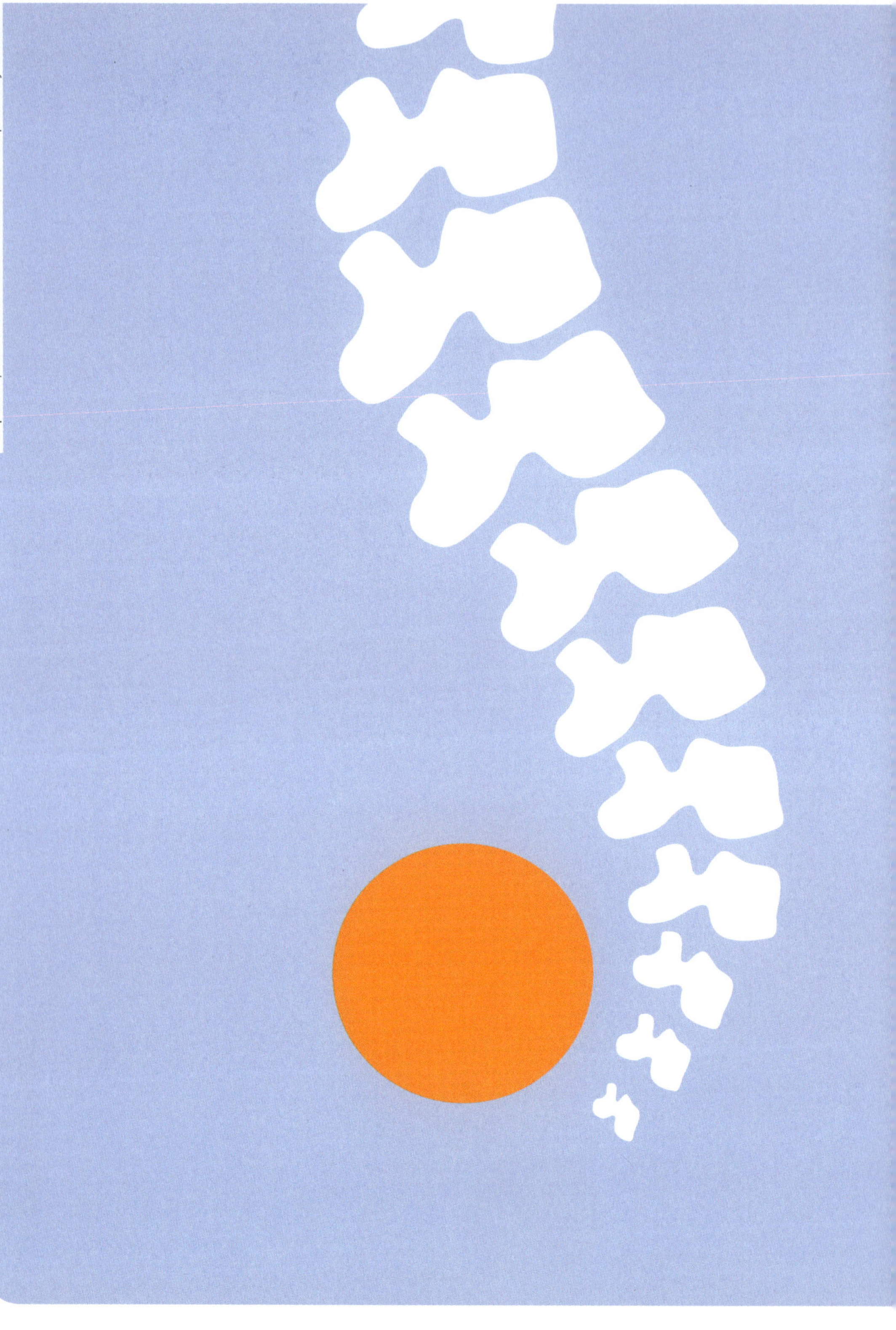

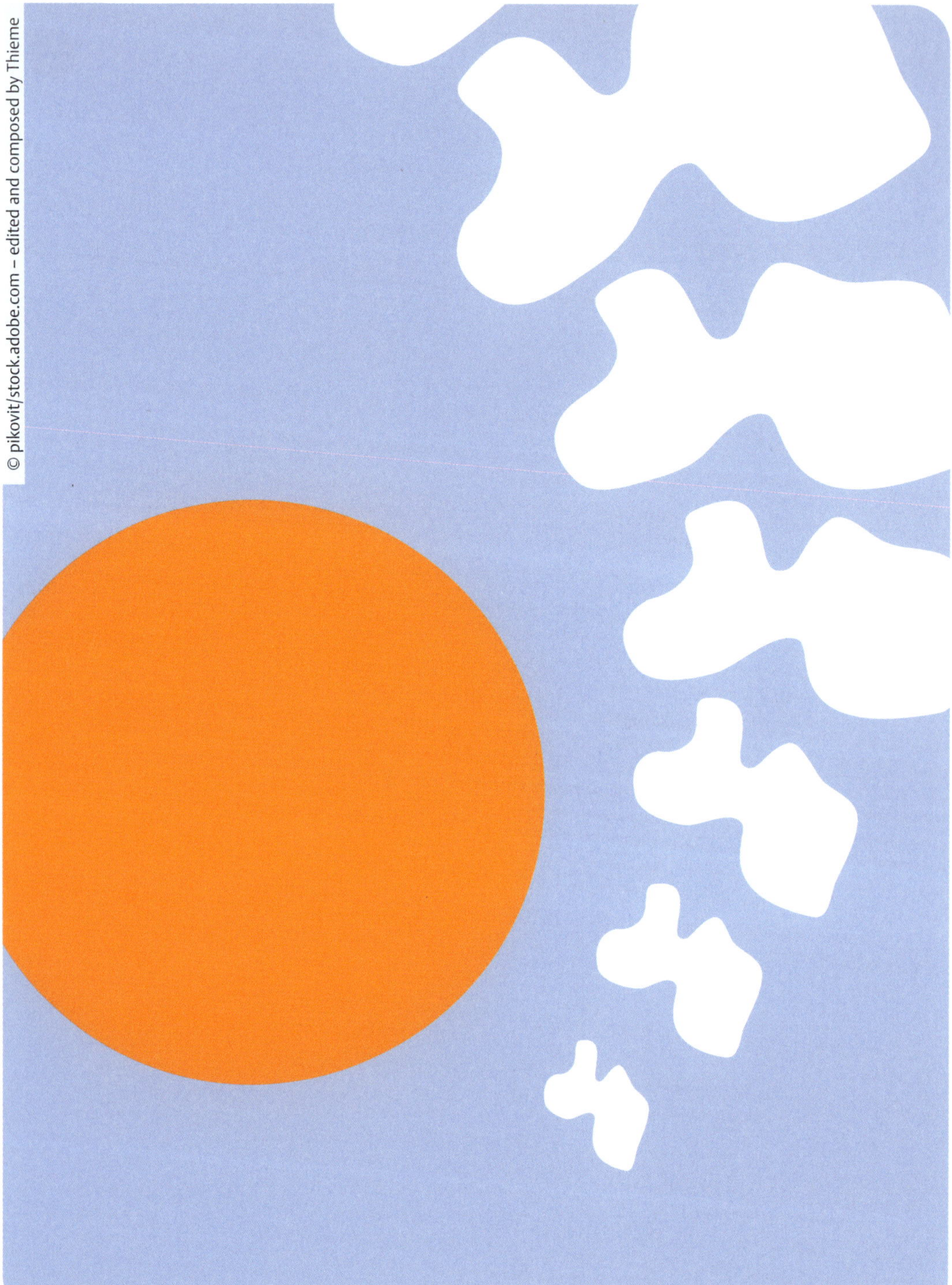

Liebe Leserin, lieber Leser,

die Begriffe Ischias und Hexenschuss werden gerne verwendet, um einen akuten Rückenschmerz oder einen Schmerz, der in Richtung Gesäß und Hüfte ausstrahlt, zu beschreiben. Die genaue Bedeutung dieser Wörter ist aber oftmals gar nicht so klar. Was passiert eigentlich bei einem Hexenschuss im Körper? Warum wird dieses Schmerzereignis Hexenschuss genannt? Welche Struktur verursacht die akuten Schmerzen? Ist Ischias eine klare medizinische Diagnose oder mehr eine Beschreibung, wo der Schmerz empfunden wird? Was ist der Unterschied zwischen Ischias, Ischiasnerv und Ischialgie? Ist Ischias das Gleiche wie Bandscheibenvorfall?

Dieses Buch möchte Ihnen die Anatomie und Funktion der Wirbelsäule erklären und erläutern, was genau bei einem Hexenschuss passiert und was mit Ischias gemeint ist. Es ist nicht als wissenschaftliche Abhandlung gedacht, sondern als praxisnaher Ratgeber.

Je besser Sie verstehen, was sich in Ihrem Körper abspielt und was zur Entstehung von Rückenschmerzen beiträgt, desto besser können Sie mit den Beschwerden umgehen. Lernen Sie die unterschiedlichen Ursachen für Schmerzen kennen und finden Sie Übungen, die Ihnen helfen, Ihren Alltag wieder zu bewältigen. Suchen Sie das Gespräch mit Ihren Therapeuten und Ärztinnen, denn gemeinsam lässt sich am besten eine Lösung finden.

Wir wünschen Ihnen viel Vergnügen beim Lesen und wir freuen uns auf Ihre Rückmeldungen.

Stephan Klessinger und Michael Richter

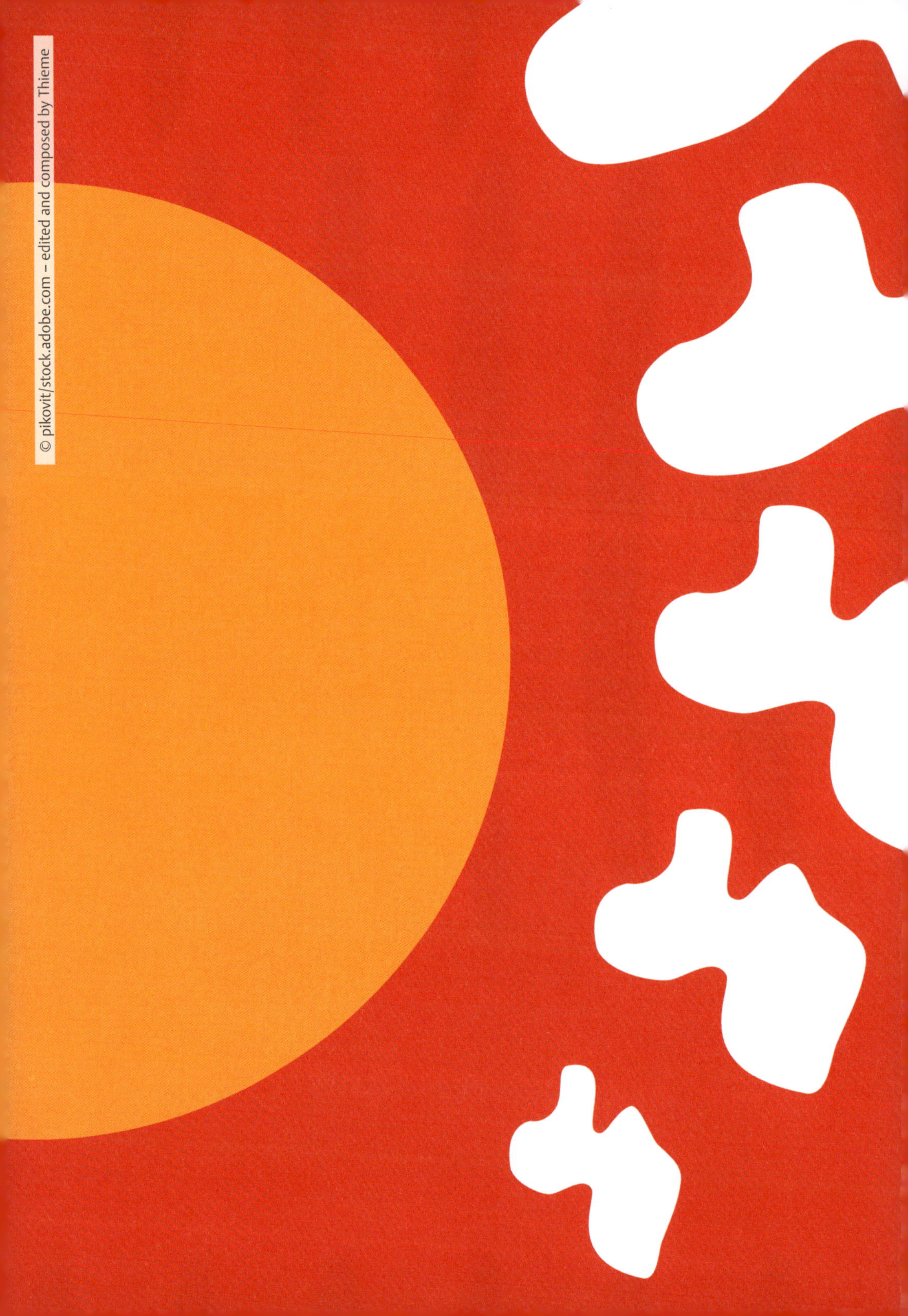

Alles über Hexenschuss und Ischias

Um die Ursache von Rückenschmerzen zu erkennen und sie bestenfalls zu vermeiden, ist es wichtig, über den Aufbau der Wirbelsäule Bescheid zu wissen.

Aufbau der Lendenwirbelsäule

Die Wirbelsäule ist das zentrale Element unseres Bewegungsapparates und entscheidend für Stabilität und Beweglichkeit, aber auch für den Schutz des Rückenmarks.

Rückenschmerzen gehören zu den häufigsten Schmerzerkrankungen der modernen Gesellschaft. Um sie zu verstehen, ist es wichtig, den Aufbau und die Funktion der Wirbelsäule zu kennen. Dadurch ist es einfacher, Rückenschmerzen vorzubeugen, ein gezieltes Training durchzuführen und im Falle von Beschwerden diese besser zu deuten und zu behandeln.

Wissensvermittlung ist ein zentraler Bestandteil der Rückenschmerztherapie. Daher wollen wir in den ersten Kapiteln dieses Buches den Aufbau und die Funktion der Wirbelsäule erklären. Häufig sind in Klammern die medizinischen Fachbegriffe genannt, die in Arztbriefen und medizinischen Befunden verwendet werden.

Aus welchen Strukturen besteht die Wirbelsäule?

Die Wirbelsäule besteht aus fünf Abschnitten (Abbildung Seite 12, 1):

Die Halswirbelsäule ist der beweglichste Teil und ermöglicht die vielfältigen Bewegungen des Kopfes. Sie setzt sich aus sieben Wirbeln zusammen. Der erste Wirbel (Atlas) trägt den Kopf, der zweite Wirbel (Axis) dient vor allem der Drehbewegung des Kopfes.

Die Brustwirbelsäule besteht in der Regel aus zwölf Wirbeln. Sie ist nur wenig beweglich. Jeder Brustwirbel hat Gelenkflächen zu den Rippen, die den Brustkorb bilden.

Die fünf Lendenwirbel sind deutlich größer als die Halswirbel, weil sie mehr Gewicht tragen müssen. Die Lendenwirbelsäule ermöglicht Bücken, Seitneigung und Drehbewegungen.

Hals-, Brust- und Lendenwirbelsäule bestehen zusammen aus meist 24 beweglichen Wirbeln. Zwischen den Wirbeln liegen die Bandscheiben.

Das Kreuzbein (Os sacrum) befindet sich weiter unten. Es setzt sich aus fünf Wirbeln zusammen, die miteinander verschmolzen sind und sich nicht untereinander bewegen können. Im Kreuzbein gibt es keine Bandscheiben. Das Kreuzbein verbindet die Wirbelsäule mit den Hüftknochen. Noch weiter unten findet sich das Steißbein, das aus verschmolzenen, rudimentären Wirbeln besteht.

Von vorne und hinten betrachtet, ist die Wirbelsäule normalerweise gerade. In der seitlichen Ansicht sind die Abschnitte der Wirbelsäule jedoch unterschiedlich gekrümmt: die Hals- und Lendenwirbelsäule nach vorne (Lordose) und die Brustwirbelsäule und das Kreuzbein nach hinten (Kyphose). So entsteht eine

Nicht alle Menschen haben gleich viele Wirbel

Meistens besteht die Wirbelsäule aus 24 Wirbeln: sieben Halswirbel, zwölf Brustwirbel und fünf Lendenwirbel. Nicht dazugerechnet sind das Kreuzbein, das durch das Verschmelzen von fünf Wirbeln entsteht, und das Steißbein. Bei etwa acht Prozent der Menschen gibt es aber 23 oder 25 Wirbel. Man spricht dann von einer »Übergangsanomalie«. Variationen treten am häufigsten am Übergang von der Brust- zur Lendenwirbelsäule oder am Übergang von der Lendenwirbelsäule zum Kreuzbein auf. Die Halswirbelsäule besteht nahezu immer aus sieben Wirbeln.
Manchmal hat sich der letzte Brustwirbel so entwickelt wie ein Lendenwirbel, dann existieren sechs statt fünf Lendenwirbel. Es kann aber auch der erste Lendenwirbel Eigenschaften eines Brustwirbels haben. Am Übergang zum Kreuzbein kommt es vor, dass der letzte Lendenwirbel mit dem Kreuzbein verschmolzen ist. Es kann aber auch sein, dass der erste Kreuzbeinwirbel aussieht wie ein Lendenwirbel.

Nur gelegentlich sind diese Veränderungen eine Ursache für Rückenschmerzen. Die Zahl der Wirbel ist aber wichtig, wenn Befunde geschrieben werden oder wenn eine Operation geplant wird. Dann ist es entscheidend, die korrekte Stelle genau zu beschreiben und richtig zu zählen.

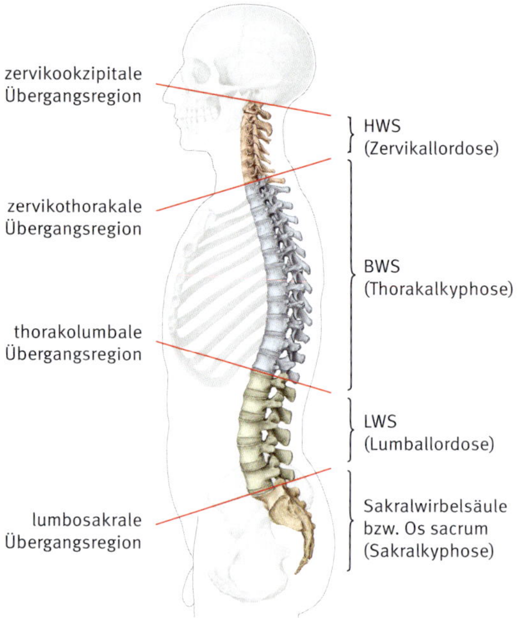

Schünke M, Schulte E, Schumacher U. PROMETHEUS LernAtlas, Grafiken: Voll M, Wesker K; Stuttgart: Thieme; 2022.

1

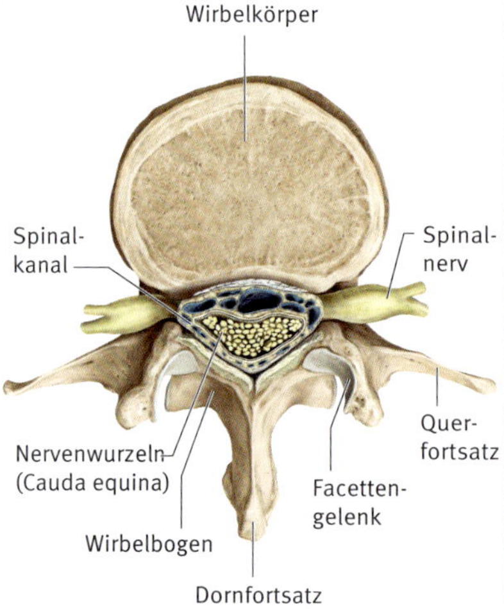

nach: Schünke M, Schulte E, Schumacher U. PROMETHEUS LernAtlas, Grafiken: Voll M, Wesker K; Stuttgart: Thieme; 2022.

2

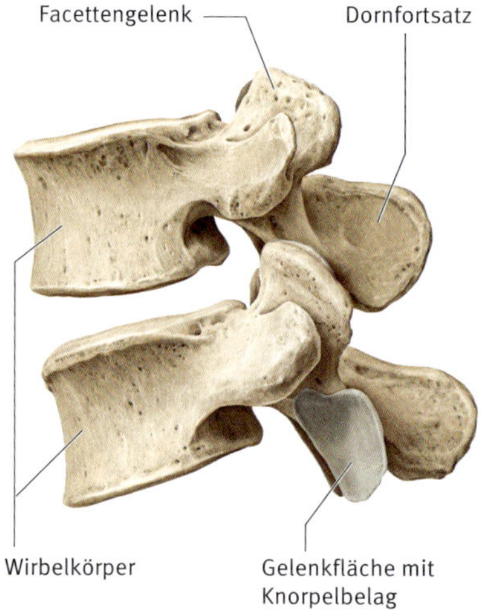

nach: Schünke M, Schulte E, Schumacher U. PROMETHEUS LernAtlas, Grafiken: Voll M, Wesker K; Stuttgart: Thieme; 2022.

3

doppelte S-Form, die für eine optimale Verteilung der Last sorgt und die Stabilität und Flexibilität erhöht (Abbildung Seite 12, ❶).

Die Begriffe Hexenschuss und Ischias beziehen sich auf Erkrankungen der Lendenwirbelsäule. Deswegen wollen wir diesen Abschnitt der Wirbelsäule genauer betrachten.

Knochen und Gelenke

Da die Lendenwirbel mechanisch stark belastet sind, sind sie sehr robust gebaut. Jeder Lendenwirbel besteht aus verschiedenen Strukturelementen (Abbildung Seite 12, ❷). Der Wirbelkörper ist der größte Teil des Wirbels. Seine Funktion besteht darin, das Körpergewicht zu tragen. Zwischen den Wirbelkörpern liegen die Bandscheiben. Das Gewicht wird von den Wirbeln auf die Bandscheiben übertragen. Der hintere Teil des Wirbels besteht aus einem Wirbelbogen, der die knöcherne Begrenzung des Spinalkanals bildet. Im Spinalkanal verläuft das Rückenmark bzw. unterhalb vom ersten Lendenwirbel die Nervenwurzeln, die aussehen wie ein Pferdeschwanz (Cauda equina). Sie treten seitlich aus dem Rückenmark aus. Dann gibt es noch mehrere knöcherne Fortsätze, die für den Ansatz der Rückenmuskulatur wichtig sind. Zu beiden Seiten sind dies die Querfortsätze (Processus transversus) und zur Mitte des Rückens hin der Dornfortsatz (Processus spinosus), den man häufig gut tasten kann. Auch die Muskulatur links und rechts davon kann man spüren.

Damit die Wirbelsäule beweglich ist, gibt es im hinteren Anteil der Wirbelsäule links und rechts jeweils ein Gelenk, das Facettengelenk genannt wird (Abbildung Seite 12, ❸). Diese Gelenke verbinden jeweils zwei benachbarte Wirbel miteinander. Es handelt sich um echte Gelenke, die in ihrem Aufbau anderen Gelenken im Körper (Knie-, Schulter-, Hüftgelenk) ähnlich sind. Es gibt Gelenkflächen, die mit Knorpel überzogen sind. Zwischen den Knorpelflächen liegt der Gelenkspalt, der Gelenkflüssigkeit enthält. Das ganze Gelenk ist von einer Gelenkkapsel umgeben. An den beiden Enden des Gelenkspalts gibt es einen Gelenkkörper, ein Meniskoid (Abbildung Seite 31), der dafür sorgt, dass die Gelenkflächen während der Bewegung reibungslos aufeinander gleiten. Er trägt auch zur Dämpfung und zur Stabilität des Gelenks bei. Er ähnelt dem Meniskus im Knie, ist aber spezifisch an das Facettengelenk ange-

« ❶ Seitliche Darstellung der Wirbelsäule. Die doppelte S-Form ist deutlich zu erkennen.

« ❷ Darstellung eines Lendenwirbels von oben. Im Spinalkanal sind die Nervenwurzeln erkennbar und seitlich jeweils der Spinalnerv.

« ❸ Seitliche Darstellung zweier Wirbel, die durch ein Facettengelenk beweglich verbunden sind.

passt und mit der Gelenkkapsel verwachsen. Die Ausrichtung der Gelenkflächen ist an der Lendenwirbelsäule nahezu vertikal. Dies begünstigt Beugen und Strecken. Rotationsbewegungen sind hingegen eher eingeschränkt.

Facettengelenke können von Abnützung und Verschleiß betroffen sein. Man spricht dann von einer Arthrose. Eine Arthrose der Facettengelenke ist sehr häufig.

Bandscheiben

Zwischen den Wirbelkörpern befindet sich jeweils eine Bandscheibe (Discus intervertebralis), die als Stoßdämpfer, Bewegungselement und Stabilitätsgeber dient. Zusammen mit den Facettengelenken sorgt sie dafür, dass die Wirbelsäule beweglich ist. Zusätzlich verteilt sie die Belastung.

Jede Bandscheibe besteht aus einem festen äußeren Ring (Anulus fibrosus) und einem weicheren inneren Kern (Nucleus pulposus) (Abbildung Seite 15). Der feste Ring (Anulus) besteht vorwiegend aus ringförmig angeordnetem knorpeligem Bindegewebe (Seite 29). Die Fasern sind immer leicht versetzt angeordnet, wodurch eine hohe Zugfestigkeit erreicht wird. Im hinteren Bereich ist der Faserring dünner, was ihn anfälliger für Verletzungen macht. Seine wichtigsten Aufgaben sind, dem Kern (Nukleus) Halt zu geben und die Wirbelsäule zu stabilisieren, indem Zug-, Druck- und Drehkräfte abgefedert werden. Der weiche Kern im Inneren der Bandscheibe (Nukleus) enthält sehr viel Wasser und dient somit als hydraulischer Stoßdämpfer, indem er den Druck in alle Richtungen verteilt.

Im Laufe des Lebens kommt es zu typischen Veränderungen an der Bandscheibe. Die Fähigkeit, Wasser zu speichern, nimmt ab. Dadurch verringert sich die Elastizität. Häufig führt dies zu einer Höhenminderung der Bandscheibe. Das ist ein Grund, warum Menschen im Laufe des Lebens häufig kleiner werden. Oftmals wölbt sich die Bandscheibe nach hinten in Richtung Spinalkanal (Protrusion). Kommt es zu einem Defekt im Anulus, kann Bandscheibengewebe austreten. Man spricht dann von einem Bandscheibenvorfall (Prolaps, Abbildung Seite 44). Dieser kann auf die Nerven im Spinalkanal drücken.

Bänder

Bänder sind wichtig, um die Wirbelsäule vor einer übermäßigen Belastung zu schützen. Sie begrenzen die Beweglichkeit der Gelenke und verhindern zum Beispiel ein Überstrecken oder ein übermäßiges Drehen. Somit tragen sie wesentlich zur Stabilität der Wirbelsäule bei und schützen das Rückenmark und die Nerven. Sie bestehen aus sehr straffem Bindegewebe, das besonders gut Zugbelastungen aushalten kann.

Wichtige Bänder sind das vordere und hintere Längsband (Ligamentum longitudinale anterior und posterior). Die beiden Bänder reichen von der Schädelbasis bis zum Kreuzbein (Abbildung rechts). Das gelbe Band (Ligamentum flavum) verbindet zwei benachbarte Wirbelbögen, begrenzt den Spinalkanal nach hinten und schützt somit die Nerven. Auch zwischen den Dornfortsätzen gibt es Bänder (Ligamentum interspinale).

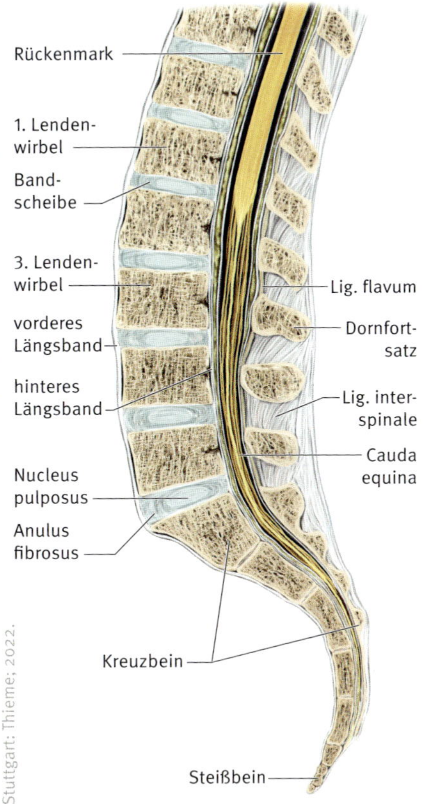

nach: Schünke M, Schulte E, Schumacher U. PROMETHEUS LernAtlas, Grafiken: Voll M, Wesker K; Stuttgart: Thieme; 2022.

Schematische Darstellung einer in der Mitte aufgeschnittenen Lendenwirbelsäule. Zu erkennen sind die einzelnen Wirbel, die Bandscheiben, die Bänder und die Nerven.

Die Bänder können im Laufe des Lebens an Elastizität und Stabilität verlieren. Werden Bänder übermäßig gedehnt, verursacht das Schmerzen.

Muskeln

Die Lendenwirbelsäule ist von einer großen Zahl an Muskeln umgeben, die aus einer tiefen Schicht im Inneren des Körpers und einer oberflächlichen Schicht bestehen (Abbildung Seite 16). Neben der Rückenmuskulatur spielt für die Funktion auch die Bauchmuskulatur eine große Rolle. Die Muskulatur ist entscheidend für die Beweglichkeit und die Kraft der Wirbelsäule, für die Körperhaltung und für die Stabilität.

Hinten an der Wirbelsäule liegen ganz in der Tiefe sehr kleine Muskeln, die gerade oder schräg verlaufen und zwei benachbarte Wirbel miteinander verbinden oder auch mehrere Wirbel überspringen (zum Beispiel Musculus interspinalis, Musculus multifidus). Die Muskeln der nächsten Schicht legen schon größere Strecken zurück, zum Beispiel von den Rippen zum Hüftknochen (zum Beispiel Musculus iliocostalis, Musculus longissimus). Zuständig sind diese Muskeln für die aufrechte

Haltung, die Streckung der Wirbelsäule und für Beugung und Rotation. Die großen oberflächlichen Muskeln haben oft funktionelle Beziehungen zu den Armen und Beinen (zum Beispiel Musculus latissimus dorsi). Sie unterstützen zusätzlich die Bewegung von Schulter und Rumpf.

Als Gegenspieler gibt es in der Tiefe des Körpers an der Vorderseite der Lendenwirbelsäule den Lenden-Darmbein-Muskel (Musculus iliopsoas), der für die Hüftbeugung verantwortlich ist, aber auch die Lendenwirbelsäule stabilisiert und eng mit der Bauchmuskulatur zusammenarbeitet. Die tiefe Bauchmuskulatur (Musculus obliquus abdominis, Musculus transversus abdominis) stabilisiert zusammen mit der Rückenmuskulatur die Lendenwirbelsäule und ist für die Rumpfbewegung verantwortlich.

Eine Schwäche, Fehlfunktion oder Fehlbelastung der Muskulatur kann zu Schmerzen führen. Eine kräftige Muskulatur dagegen kann der Wirbelsäule Halt geben und Beschwerden vorbeugen.

Rückenmark und Nerven

Zusammen mit dem Gehirn gehört das Rückenmark zum Zentralnervensystem (ZNS). Es erstreckt sich vom Hirnstamm

Exemplarische Darstellung einzelner Muskeln. A: Tiefe Rückenmuskulatur. B: Oberflächliche Rückenmuskulatur. C: Tiefe und oberflächliche Bauchmuskulatur.

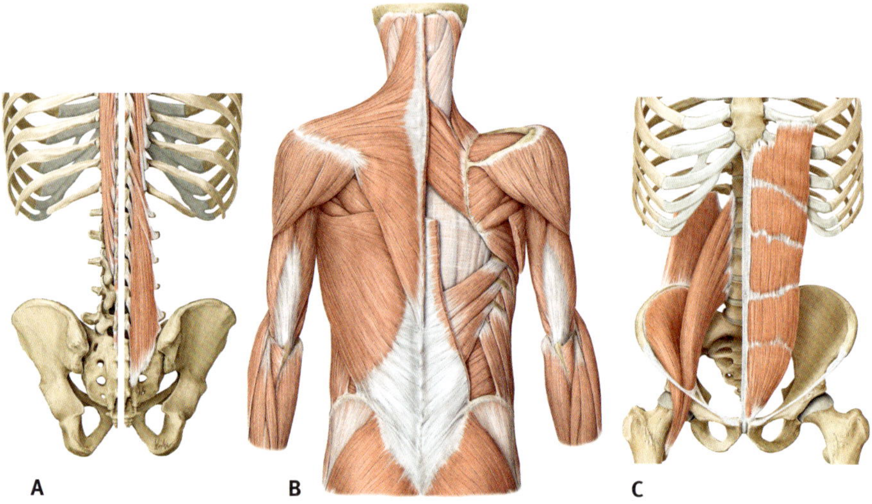

nach: Schünke M, Schulte E, Schumacher U. PROMETHEUS LernAtlas, Grafiken: Voll M, Wesker K; Stuttgart: Thieme; 2022.

bis in Höhe des 1. Lendenwirbels. Es liegt im Spinalkanal und wird von den Wirbelbögen und der Rückenmuskulatur geschützt. Im Rückenmark befinden sich eine große Zahl von Nervenzellen, aber auch Nervenbahnen, die Befehle an Arme und Beine und auch an Organe weiterleiten oder auch Informationen aus dem Körper an das Gehirn vermitteln.

Aus dem unteren Ende des Rückenmarks in Höhe des ersten Lendenwirbels entspringen eine Reihe von paarigen Nerven, die aussehen wie ein Pferdeschwanz (lateinisch Cauda equina, Abbildung Seite 15). Diese Nervenwurzeln verlaufen zunächst weiter im Spinalkanal nach unten.

Jeweils zwischen zwei Wirbeln gibt es seitliche Öffnungen, die Zwischenwirbellöcher (Neuroforamen), durch die links und rechts jeweils die hintere und vordere Nervenwurzel den Spinalkanal verlässt. Noch in der Öffnung vereinigen sich die Nervenwurzeln zu einem Spinalnerv.

Nerven sind wichtig für die Steuerung aller Funktionen unseres Körpers. Es gibt Nerven, die Impulse vom Gehirn an die Muskulatur leiten und somit die Bewegungen des Körpers steuern (motorisches System). Andere Nerven leiten Impulse aus dem Körper in Richtung Gehirn weiter (sensorisches System). Das sind zum Beispiel Informationen aus den Gelenken, aber auch das Gefühl der Haut (Berührung, Schmerz, Temperatur). Zusätzlich existieren Nerven, die die Funktion der inneren Organe steuern.

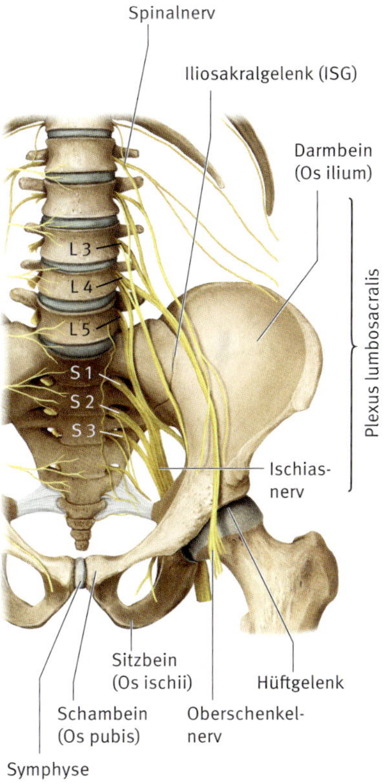

nach: Schünke M, Schulte E, Schumacher U. PROMETHEUS LernAtlas, Grafiken: Voll M, Wesker K; Stuttgart: Thieme; 2022.

Darstellung der Spinalnerven, die in Höhe der Bandscheiben aus dem Spinalkanal austreten und sich in einem Nervengeflecht (Plexus lumbosacralis) neu sortieren. Der Oberschenkelnerv zieht vorn ins Bein, der Ischiasnerv hinten.

Ein großer Teil der Nervenwurzeln und Spinalnerven aus der Lendenwirbelsäule zieht in das Bein und ist dort für das Gefühl und die Steuerung der Muskulatur zuständig. Die Spinalnerven, die die Wirbelsäule verlassen, haben keine Namen, sie werden mit Nummern versehen. Das »L« steht für Lendenwirbelsäule. Es gibt fünf lumbale Spinalnerven, also L1–L5. Der unterste Nerv (L5) verlässt die Wirbelsäule zwischen dem fünften Lendenwirbel und dem Kreuzbein. Im Kreuzbein werden die Nervenwurzeln mit S1–S5 bezeichnet. Das »S« steht hier für den lateinischen Begriff »Sakrum«. Auch die ersten sakralen Nervenwurzeln versorgen das Bein und den Fuß (Abbildung Seite 17).

Werden diese Nerven, zum Beispiel durch einen Bandscheibenvorfall, gereizt oder gedrückt, verursachen sie Schmerzen und es kann zu Funktionsstörungen kommen (Kribbeln, Taubheit, Schwäche). Typischerweise spüren wir sowohl die Schmerzen als auch die Funktionsstörungen nicht unbedingt an der Stelle, an der der Nerv gedrückt wird (zum Beispiel im Spinalkanal bei einem Bandscheibenvorfall), sondern dort, wo das Versorgungsgebiet des Nervs ist. Bei den Nervenwurzeln L5 und S1 sind das der Unterschenkel und der Fuß.

Benachbarte Strukturen

Um Hexenschuss und Ischias zu verstehen, sind nicht nur Kenntnisse der Wirbelsäule wichtig, sondern auch der benachbarten Strukturen im Bereich des Beckens und der Hüfte. Unterhalb der fünf Lendenwirbel befindet sich das Kreuzbein (Os sacrum), das an beiden Seiten großflächige Gelenke zum Beckenknochen bildet. Der Beckenknochen besteht aus drei Teilen: Dem Darmbein (Os ilium), das die Beckenschaufel, also den oberen, flachen Teil des Beckenknochens, bildet, dem Sitzbein (Os ischii), also dem hinteren unteren Teil des Beckens und dem Schambein (Os pubis), dem vorderen Bereich des Beckens, der sich mit dem anderen Schambein an der Symphyse verbindet (Abbildung Seite 17).

Das Gelenk, das die Lendenwirbelsäule mit dem Becken verbindet, wird Iliosakralgelenk (ISG) genannt. Der Name stammt von den beiden Knochen, die das Gelenk bilden, dem Os ilium und dem Os sacrum. Das Gelenk sorgt für eine Übertragung der Kräfte von der Wirbelsäule auf das Becken und die Beine. Es erlaubt nur minimale Bewegungen (vor allem eine geringe Rotation). Eingeschränkt wird die Beweglichkeit durch einen kräftigen Bandapparat, der hinten auf dem Iliosakralgelenk aufliegt. Es gibt keine Muskeln, die das Gelenk aktiv steuern, es bewegt sich also passiv, vor allem beim Laufen, und sorgt so für einen Verringerung der Kräfte, die beim Bewegen auf den knöchernen Beckenring einwirken.

Der Beckenknochen bildet das Hüftgelenk aus, also die Verbindung zum Oberschenkel.

Die Nervenwurzeln, die im Bereich der Lendenwirbelsäule (L1–L5) und des Kreuzbeins (S1–S4) die Wirbelsäule verlassen, werden in einem großen Nervengeflecht (Plexus lumbosacralis) neu sortiert (Abbildung Seite 17). Aus dem Nervengeflecht entspringen mehrere wichtige Nerven, die die Beckenregion und die Leiste versorgen. Auch zwei große Nerven, die in das Bein ziehen, entstammen diesem Nervengeflecht. Der Oberschenkelnerv (Nervus femoralis) zieht auf der Vorderseite in das Bein. Der Ischiasnerv (Nervus ischiadicus) zieht auf der Rückseite in das Bein und weiter bis in die Fußsohle. Er ist der größte Nerv des Körpers und wird aus den untersten beiden lumbalen Nervenwurzeln L4 und L5 sowie aus den sakralen Nervenwurzeln S1 bis S3 gebildet. Sein Ursprungsort ist unter der Gesäßmuskulatur. Ein Bandscheibenvorfall (Seite 43) drückt häufig auf die Nervenwurzeln L5 oder S1, die Anteile des Ischiasnervs sind, nicht aber direkt auf den Ischiasnerv, weil er erst etwas entfernt von der Wirbelsäule aus dem Plexus hervorgeht. Der Ischiasnerv zweigt sich auf in einen Schienbeinnerv (Nervus fibularis) und einen Wadenbeinnerv (Nervus peronaeus), die beide die Muskulatur am Ober- und Unterschenkel sowie die Haut am Unterschenkel und am Fuß versorgen. Schmerzen, die dem Versorgungsgebiet des Ischiasnervs entsprechen, werden Ischialgie genannt.

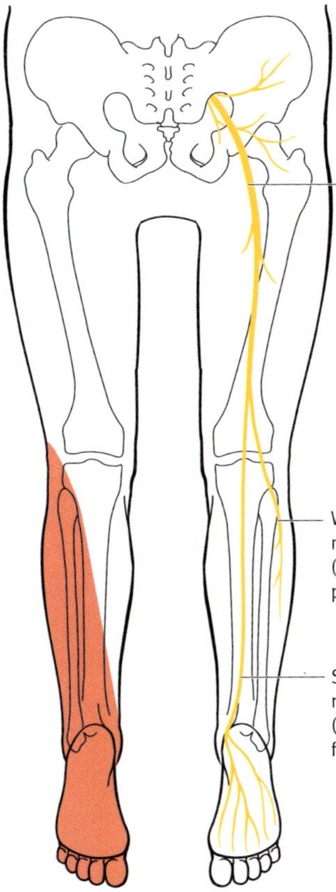

Schematische Darstellung des Ischiasnervs auf der rechten Bildhälfte und des sensiblen Versorgungsgebietes auf der linken Bildhälfte in Rot.

Welche Strukturen können wehtun?

Schmerz ist ein subjektives Erlebnis, das verschiedene Ursachen haben kann. Es gibt spezielle Rezeptoren (Nozizeptoren), die auf möglicherweise schädliche Reize (Druck, Temperatur, Chemikalien) reagieren und einen Impuls über einen Spinalnerv, eine Nervenwurzel und das Rückenmark an das Gehirn weiterleiten. Primär handelt es sich bei dem Reiz eines Nozizeptors um die Warnung vor einem möglichen Schaden. Es gibt eine Reihe von Mechanismen, die diese Signale abschwächen. An mehreren Stellen werden die Nervenimpulse auf neue Bahnen umgeschaltet und jedes Mal findet eine Auswahl statt, welche Impulse weitergleitet werden. Im Zwischenhirn (Thalamus) wird schließlich entschieden, ob die Empfindung an das Großhirn weitergeleitet wird und somit ins Bewusstsein gelangt und als unangenehmer Schmerz empfunden wird.

Werden Nerven direkt geschädigt, entsteht ein neuropathischer Schmerz, der einen brennenden und elektrisierenden Charakter hat. Weitere Ursachen für die subjektive Empfindung von Schmerz sind psychosomatische Faktoren. Wir empfinden Schmerzen, obwohl keine körperliche Ursache vorhanden ist. Stress, Angststörungen und traumatische Erlebnisse können Schmerzen verursachen oder verstärken.

Zusätzlich gibt es auch Schmerzen auf Grund einer gestörten Schmerzwahrnehmung. So kann bei einem chronifizierten Schmerz die Wahrnehmung von Schmerzen andauern, obwohl tatsächlich keine Gefahr einer Gewebeschädigung mehr vorliegt. So kann ein Schmerzgedächtnis entstehen.

Bei Rückenschmerzen wird häufig nach einer spezifischen Schmerzursache gesucht, weil wir wissen möchten, warum es wehtut. Wird eine Ursache gefunden, kann sie gezielt behandelt werden. Allerdings ist es nicht immer möglich, eine spezifische Ursache für Rückenschmerzen zu finden. Gelingt das auch nach ausführlicher Diagnostik nicht, wird von einem nicht spezifischen Rückenschmerz gesprochen (Seite 46).

Alle Strukturen, die wir in den vorherigen Kapiteln über den Aufbau der Wirbelsäule besprochen haben, kommen prinzipiell als Schmerzursache in Frage, weil die Wirbel, die Gelenke, die Bänder, der äußere Ring der Bandscheiben, die Muskeln, die Faszien und die Rückenmarkshaut mit Nozizeptoren versorgt sind. Die Nervenwurzeln können neuropathischen Schmerz verursachen. Der Schmerz wird häufig nicht nur dort wahrgenommen, wo sich die Struktur befindet, sondern es kann zu einer Ausstrahlung der Schmerzen vom Rücken in Richtung Hüfte, Leiste und in das Bein kommen. Das liegt daran, dass es viel mehr Rezeptoren im Körper gibt als Ner-

Was tut beim Rückenschmerz weh?

Die folgende Aufzählung nennt exemplarisch typische Beispiele für Schmerzursachen im Bereich der Wirbelsäule:

- **Knochen:** Bei älteren Betroffenen kann es auf Grund einer Osteoporose zu Brüchen (Frakturen) der Wirbelkörper kommen, die schmerzhaft sind. Meist verändert sich die Höhe des Wirbels. Vor allem im vorderen Anteil wird der Wirbel flacher, es entsteht ein Keilwirbel. Dadurch verändert sich auch die Krümmung der Wirbelsäule (Lordose).
- **Gelenke:** Genau wie andere Gelenke im Körper sind auch die Facettengelenke eine sehr häufige Schmerzursache. Es gibt Abnutzung und Verschleiß, zum Beispiel im Bereich der Knorpelbeläge, eine Arthrose ist sehr häufig. Verändert sich die Höhe der Bandscheibe, so ändert sich auch der Abstand des Gelenkspalts, was zu einer vermehrten Belastung des Gelenks führt.
- **Bandscheiben:** Nicht nur ein Bandscheibenvorfall kann schmerzhaft sein, wenn er auf Nerven drückt, auch die Bandscheibe selbst kann wehtun (diskogener Schmerz). Der äußere Ring (Anulus) ist mit Nozizeptoren versorgt. Im Laufe des Lebens verliert die Bandscheibe an Elastizität und wird dünner.
- **Bänder:** Wenn man mit dem Fuß umknickt, kann man sich eine sehr schmerzhafte Bänderdehnung zuziehen. Ebenso schmerzhaft ist die Dehnung der Bänder an der Wirbelsäule. Das hintere Längsband kann zum Beispiel durch eine Bandscheibenvorwölbung gedehnt werden.
- **Muskeln:** Sobald Schmerzen am Rücken entstehen, kommt es reflektorisch zu Verkrampfungen der Muskulatur, die ebenso schmerzhaft sind. Bei Verletzung entsteht der Schmerz in der Muskulatur.
- **Nerven:** Bei einem Bandscheibenvorfall kommt es zu einer Kompression der Nervenwurzel, wodurch ein neuropathischer Schmerz ausgelöst wird. Auch eine entzündliche Reizung eines Nervs verursacht Schmerzen im Versorgungsgebiet des Nervs.

venbahnen im Rückenmark. Daher werden Impulse, die aus verschiedenen Körperregionen kommen, über dieselbe Nervenwurzel und über dieselben Bahnen im Rückenmark verarbeitet, sodass unser Gehirn nicht mehr genau unterscheiden kann, wo der Schmerz entstanden ist. So kann der Herzinfarkt Schmerzen im linken Arm verursachen oder ein Facettengelenk der Lendenwirbelsäule einen Schmerz, der in das Gesäß und die Hüfte ausstrahlt.

Rückenschmerz hat viele Namen

Je nachdem, wo der Schmerz im Rücken auftritt bzw. welche Ursachen er hat, werden in der Medizin verschiedene Begriffe verwendet:

- **Lumbago, Lumbalgie:** Rückenschmerz, häufig nozizeptiv
- **Ischialgie:** Schmerzen, die durch eine Reizung oder Schädigung des Ischiasnervs (oder häufiger der Nervenwurzeln in der Wirbelsäule, aus denen der Ischiasnerv gebildet wird) entstehen (neuropathisch). Typisch ist ein Schmerz im Bein und im Fuß, ausgelöst zum Beispiel durch einen Bandscheibenvorfall. Manchmal wird auch Schmerz, der vom Rücken in das Bein ausstrahlt, aber nichts mit dem Ischiasnerv zu tun hat, Ischialgie genannt.
- **Lumboischialgie:** Kombination aus Rücken- und Beinschmerz
- **Radikulärer Schmerz:** Schmerz, der dem Versorgungsgebiet einer Nervenwurzel (Radix) entspricht (neuropathisch).
- **Mixed Pain:** Kombination aus nozizeptivem Schmerz und neuropathischem Schmerz

Auch die Nerven selbst können bei entzündlichen Reaktionen oder bei mechanischer Reizung Schmerzen verursachen (neuropathischer Schmerz). Vor allem die Entzündung einer Nervenwurzel ist für den Schmerz verantwortlich. Dieser Schmerz wird häufig nicht am Rücken selbst wahrgenommen, sondern in dem Versorgungsgebiet des Nervs, also zum Beispiel in der Wade oder am Fuß. Druck auf die Nervenwurzel kann zusätzlich zu einer Fehlfunktion des Nervs führen. Das bekannteste Beispiel ist sicherlich der Bandscheibenvorfall, der auf die Nervenwurzel drückt. Die Fehlfunktion äußert sich als Gefühlsstörung (Taubheit, Kribbeln) oder Schwäche der Muskulatur in dem Gebiet, das von der Nervenwurzel versorgt wird. Die Nervenwurzel L5 versorgt zum Beispiel die Großzehe und ist für das Heben des Fußes verantwortlich. Die Nervenwurzel S1 versorgt die kleinen Zehen und steuert das Fußsenken.

Eine Kombination aus nozizeptivem Schmerz (zum Beispiel von den Facettengelenken ausgehend) und neuropathischem Schmerz (von der Nervenwurzel) wird »mixed pain« genannt.

Hexenschuss und Ischias – was ist das?

Hexenschuss und Ischias – das hört sich unangenehm an, und das ist es auch. Der Ischias beschreibt eine Körperregion, der Hexenschuss ist ein starker Schmerz.

Die Begriffe Hexenschuss und Ischias werden sehr häufig von Betroffenen, aber auch von Behandelnden verwendet. Oftmals ist aber nicht ganz klar, was die Begriffe bedeuten und ob es sich tatsächlich um eine medizinische Diagnose handelt. Durch diese Unklarheit machen sich viele Menschen Sorgen, dass ein Schaden entstanden ist, der sich nicht mehr rückgängig machen lässt, oder dass die Beschwerden nie mehr weggehen. Das kann zu einer Schonhaltung, Bewegungsvermeidung und letztlich zu einer Verschlechterung der Beschwerden führen.

Wenn Sie gut informiert sind und zum Beispiel wissen, wie Rückenschmerzen entstehen und dass sie oft harmlos sind oder wie wichtig Bewegung ist, können Sie besser mit Ihren Beschwerden umgehen und die Angst vor Bewegung verlieren. In diesem Kapitel möchten wir Ihnen Hexenschuss und Ischias erklären, damit Sie richtig handeln und eine Verschlechterung vermeiden können.

Was bedeutet der Begriff Ischias?

Möchte man wissen, was ein bestimmter Begriff bedeutet, so wird heutzutage gerne die Online-Enzyklopädie Wikipedia befragt. Im Januar 2025 gab es bei Wikipedia zwar Einträge zum Ischiasnerv und über die Ischialgie, aber keinen Eintrag zu »Ischias«. Das Wort Ischias leitet sich von dem griechischen Wort »Ischion« (ίσχίον) ab, das die Hüfte, das Gesäß, die Lende, das Sitzbein und gelegentlich auch den Oberschenkel bezeichnet. Ischias ist also zunächst einmal die Bezeichnung einer recht großen Region im Körper. Verschiedene Strukturen in dieser Region haben daher den Beinamen Ischias bekommen. Das bekannteste Beispiel ist sicherlich der Ischiasnerv. Häufig wird mit dem Begriff aber nicht nur die Region im Körper bezeichnet, sondern gemeint ist ein Schmerz in dieser Region, also im Rücken, in der Hüfte, der Leiste und im Oberschenkel.

Um mehr über diesen Begriff zu erfahren, werfen wir einen Blick auf die Ursprünge der modernen Medizin. Der Begriff Ischias stammt nämlich aus der Antike und wurde von dem berühmten Arzt Hippokrates von Kos geprägt. Er lebte um 460 bis 370 v. Chr. in Griechenland und gilt als der berühmteste Arzt des Altertums und als Vater der modernen Medizin. Er löste den medizinischen Beruf und die medizinische Praxis von einer religiösen oder magischen Deutung. Durch seine umfangreichen Beschreibungen von Krankheitssymptomen legte er die Grundlagen für die Medizin als Wissenschaft. Er entwickelte eine systematische Herangehensweise an die Medizin, die aus Beobachtung, Diagnose und Behandlung bestand. Seine Lehren wurden von nachfolgenden Generationen von Ärzten weiterentwickelt. Er hinterließ eine Vielzahl von Schriften, die als »Corpus Hippocraticum« bekannt sind. Nicht alle dieser Werke stammen direkt von Hippokrates selbst, oftmals wurden sie von späteren Anhängern seiner Schule verfasst. Einer der bekanntesten Texte ist der »Hippokratische Eid«.

In einem anderen Werk, den »Praedictiones« (Vorhersagen) beschäftigt sich Hippokrates mit der Prognose von Krankheiten und der Behandlung von akuten und chronischen Verläufen. Durch sorgfältige Beobachtung der Krankengeschichte werden die Schwere und der Verlauf einer Erkrankung beurteilt. Im zweiten Band dieser Reihe gibt es im Kapitel 42 einen Text über Ischias. In diesem Text wird ein Schmerz, der in der Region der Lenden, im Gesäß und im Oberschenkel empfunden wird, als Ischias bezeichnet.

Somit wird das Wort Ischias also für eine größere Region im Körper verwendet, in der oft Schmerzen auftreten. Hippokrates beschreibt, dass diese Schmerzen bei jungen Patienten oft innerhalb von ein paar Wochen wieder abklingen, bei älteren Patienten aber auch über ein Jahr anhalten können. In der Beschreibung von Hippokrates konnten die Beschwerden entweder nur im Bereich der Lende oder Hüfte auftreten oder auch in die Leiste und das Bein ausstrahlen.

Eine Möglichkeit zur Therapie von Rückenschmerzen war zur damaligen Zeit die Behandlung auf einer speziellen Streckbank (Scamnum Hippokratis). Der Patient lag in einem verstellbaren Winkel auf einer Bank und je nach erforderlicher Behandlung waren Seile um Arme,

Taille, Beine oder Füße gebunden. Winden wurden verwendet, um die Seile auseinanderzuziehen, und so zum Beispiel die Krümmung der Wirbelsäule zu korrigieren. Die Therapie ist ein Vorläufer der modernen Traktionsbehandlung.

Ungefähr 500 Jahre später gab es erneut einen ausführlichen Bericht über Ischias von Galen von Pergamon. Er lebte im 2. Jahrhundert nach Christus. Nach seiner Ausbildung in Alexandria war er zunächst Arzt an der Gladiatorenschule in Pergamon und betreute die Olympischen Spiele. Später ging er nach Rom, wo er Leibarzt mehrerer römischer Kaiser wurde. Er veröffentlichte eine große Anzahl medizinischer Schriften, die schon damals in mehrere Sprachen übersetzt wurden und die Standardlehrbücher der damaligen Zeit waren. Dadurch prägte er entscheidend die Medizin der Spätantike und des Mittelalters bis zur Renaissance.

In einem seiner Fachbücher, den »Definitiones medicae« erklärt Galen medizinische Fachbegriffe. Hier äußert er sich auch zu dem Begriff Ischias. Er schreibt: »Ischias ist ein lang anhaltender Schmerz der Hüfte und ist nicht leicht zu beheben.« (»Ischias est coexendicis dolor diuturnus nec solutu facilis.«)

Auch Galen beschreibt Ischias als Schmerz in einer bestimmten Region, wobei bei ihm die Hüfte im Vordergrund steht. Allerdings gibt er keine Ursache für diesen Schmerz an. Er äußert sich aber über die Behandlung und die Prognose, indem er sagt, dass dieser Schmerz nicht leicht zu beheben ist.

In der Anatomie wird der Begriff Ischias für verschiedene Strukturen verwendet, die im Bereich von Gesäß und Hüfte lokalisiert sind. Am bekanntesten ist sicherlich der Ischiasnerv, der seinen Ursprung im Gesäß hat (Abbildung Seite 26).

Außerdem gibt es noch:

- Os ischiadicum (Sitzbein), ein Teil des Hüftknochens.
- Tuberculum ischiadicum, der knöcherne Vorsprung unter dem Gesäß, der auch Sitzbeinhöcker genannt wird.
- Foramen ischiadicum, eine Öffnung im Becken, durch die Blutgefäße und Nerven hindurchziehen.

Was ist Ischias?

Ischias bezeichnet eine Region im Körper (Lende, Hüfte, Gesäß, Leiste und Oberschenkel) und einen Schmerz, der in dieser Region auftritt. Der Begriff gibt keine Auskunft darüber, warum die Schmerzen entstehen und was die Ursache der Schmerzen ist. Sowohl die Lendenwirbelsäule als auch das Hüftgelenk kommen als häufige Ursache in Frage. Ischias ist also keine medizinische Diagnose.

Wo liegt der Ischiasnerv?

Seinen Namen hat der Ischiasnerv bekommen, weil sein Ursprung in der Region liegt, die Ischias genannt wird. Er entsteht aus mehreren Spinalnerven, die aus der Lendenwirbelsäule und dem Kreuzbein austreten und im Plexus lumbosacralis neu verschaltet werden. Der Ischiasnerv ist der längste und dickste Nerv im menschlichen Körper. Er hat wichtige Funktionen für die Bewegung der Beine und für das Gefühl in den Beinen.

Die häufigste Erkrankung, die sich auf den Ischiasnerv auswirkt, ist der Bandscheibenvorfall (Seite 43). Beim Bandscheibenvorfall wird nicht der Ischiasnerv selbst gedrückt – er entsteht erst im Gesäß–, sondern eine der Nervenwurzeln, aus denen der Ischiasnerv entsteht. Die Folgen davon sind Schmerzen mehr im Bein als im Rücken und möglicherweise ein Taubheitsgefühl oder eine Schwäche im Fuß. Die Schmerzen, die auf Grund einer Reizung des Ischiasnervs im Bein auftreten, werden Ischialgie genannt.

Der Ischiasnerv entsteht aus mehreren Spinalnerven und hat seinen Ursprung im Bereich vom Gesäß unter dem Musculus piriformis.

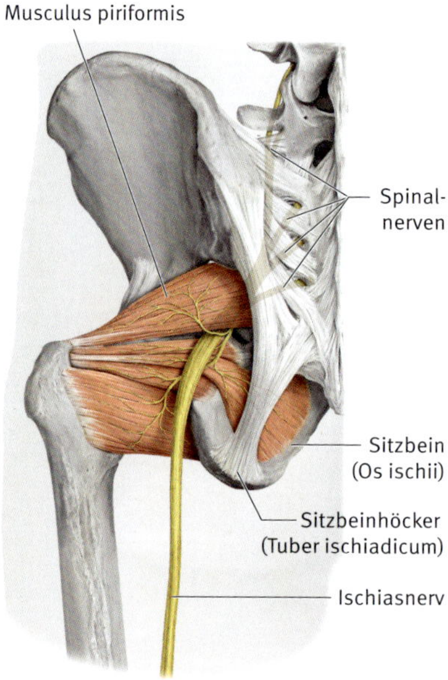

nach: Schünke M, Schulte E, Schumacher U. PROMETHEUS LernAtlas, Grafiken: Voll M, Wesker K; Stuttgart: Thieme; 2022.

Wie kommt es zur Bezeichnung Hexenschuss?

Im Mittelalter war das Verständnis von Krankheiten und deren Ursachen stark von mystischen Einflüssen geprägt. Weniger wissenschaftliche Erkenntnisse, sondern volkstümliche Vorstellungen prägten die Erklärungen für das Auftreten mancher Krankheiten. Bei Verletzungen und Unfällen war die Ursache für die Erkrankung offensichtlich. Konnte man sich aber den Grund der Beschwerden nicht direkt herleiten, so glaubte man, dass übernatürliche Einflüsse aus dem göttlichen oder dem dämonischen Bereich eine Rolle spielten.

Eine verbreitete Vorstellung war, dass Krankheiten durch unsichtbare Pfeile, die von übernatürlichen Kräften abgeschossen wurden, auf den Menschen übertragen wurden. Der Pfeil symbolisiert einen zielgerichteten Angriff, zum Beispiel auf den Rücken. Damals wurden Pfeil und Bogen oft als Werkzeuge von Magiern und Zauberern angesehen. Eine Hexe konnte mit dem Pfeil Unglück, einen Fluch oder eine Krankheit in den Körper des Opfers schicken.

Der Begriff Hexenschuss ist also eine volkstümliche Bezeichnung. Das plötzliche Auftreten der Schmerzen ohne erkennbare äußere Einflüsse war unheimlich und nicht zu erklären. Daher glaubte man an eine magische Attacke durch eine Hexe, die mit einem unsichtbaren Pfeil eine Krankheit und einen Fluch auf den Menschen übertragen hat. Das Abschießen eines Pfeiles führt bei dem getroffenen Menschen zu einem »einschießenden« Schmerz. Da die bösen Geister nicht sichtbar sind, befinden sie sich vielleicht im Himmel und daher kommt der einschießende Schmerz »aus heiterem Himmel«, also ohne eine erkennbare oder erklärbare Ursache. Der Fluch einer Hexe kann dazu führen, dass man sich nicht mehr bewegen kann. Auch bei einem Hexenschuss kann man sich auf Grund der starken Schmerzen nicht mehr bewegen.

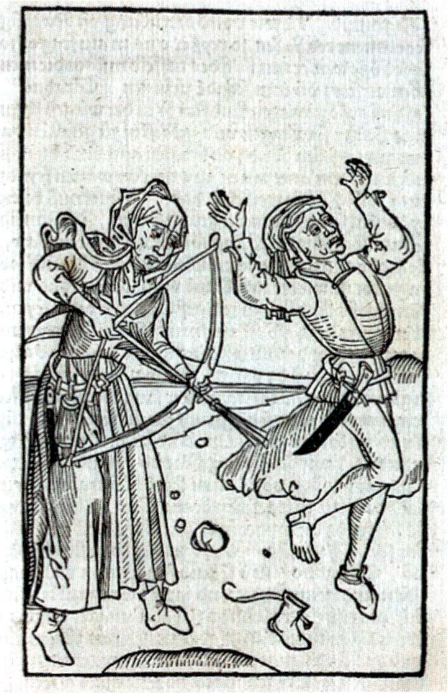

Darstellung eines Hexenschusses von Johann Zainer, ca. 1490. Holzschnitt aus dem »Tractatus von den bosen weibern die man nennet die hexen« von Ulrich Molitoris. Man erkennt, wie die Hexe mit Pfeil und Bogen eine Krankheit auf den Mann überträgt, der anschließend am Fuß gelähmt ist.

Beim Auftreten eines Hexenschusses werden zwei verschiedene Situationen unterschieden:

1. Manchmal treten akute Schmerzen am Rücken bei ungewohnter, schwerer Tätigkeit oder bei schwerem Heben auf, zum Beispiel, wenn man sich nach vorn beugt, einen schweren Gegenstand anhebt und sich dann zusammen mit einer Drehbewegung wieder

aufrichtet. In diesen Fällen ist die Ursache nachvollziehbar, da es zu einer oft ungewohnten sehr starken Belastung der Wirbelsäule kam. Man hat sich »verhoben«.

2. Aber es gibt auch den Hexenschuss, der bei einer ganz normalen Alltagsbewegung entsteht. Dann passt diese mittelalterliche Vorstellung von der Hexe mit Pfeil und Bogen immer noch recht gut. Der Schmerz kommt völlig unerwartet ohne eine erkennbare Ursache und ohne eine gute Begründung, oftmals wie aus heiterem Himmel. Einschießend ist der Schmerz, sodass man sich kaum noch bewegen kann.

An Hexen, Dämonen und böse Geister als Ursache für Erkrankungen glauben wir heute eher nicht mehr. Es muss also andere Ursachen geben, die wir in diesem Kapitel näher betrachten wollen. Tatsächlich finden sich in der Fachliteratur nur wenige Informationen zu den Ursachen eines Hexenschusses und zu dem, was bei einem Hexenschuss im Körper passiert.

Was passiert bei einem Hexenschuss im Körper?

Neben den Bezeichnungen Ischias und Hexenschuss gibt es noch andere bildliche Vorstellungen, die beschreiben sollen, was der Auslöser für den akuten Schmerz im Rücken sein könnte. So wird gesagt, es sei ein Wirbel rausgesprungen. Einfach so kann ein Wirbel aber nicht rausspringen, weil die Wirbel über straffe und starke Bänder stabilisiert werden. Auch ein Ausrenken der Facettengelenke passiert nicht ohne eine sehr schwere Verletzung. Wir werden aber sehen, dass die Gelenke bei einem Hexenschuss durchaus eine Rolle spielen können.

Manchmal wird gesagt, es sei ein Nerv eingeklemmt. Das passiert eher bei einem Bandscheibenvorfall als bei einem Hexenschuss. Dennoch ist die Vorstellung nicht falsch, weil es beim Hexenschuss passieren kann, dass der Gelenkkörper (Meniskoid) einklemmt. Die Nerven sind dann wichtig für die Weiterleitung der Impulse an das Gehirn.

Gerne wird auch von einer Blockade an der Wirbelsäule gesprochen. Tatsächlich führt ein Hexenschuss häufig dazu, dass sich das Gelenk nicht mehr bewegt und die Muskulatur verkrampft ist. Die Bewegung ist dann tatsächlich blockiert.

Nicht immer lässt sich eindeutig sagen, was genau bei akuten Rückenschmerzen im Körper passiert ist. Wir stellen Ihnen drei verschiedene Möglichkeiten für die Krankheitsentstehung vor.

Muskelverletzungen

Tritt ein akuter Rückenschmerz auf, nachdem Sie etwas Schweres gehoben haben, haben Sie sich umgangssprachlich »verhoben«. Es ist möglich, dass es auf Grund der ungewohnten, plötzlichen und oft unvorbereiteten Belastung der

Muskulatur zu Verletzungen der tiefen Rückenmuskeln kommt. In Frage kommt eine Zerrung, bei der der Muskel überdehnt wird, was zu kleinen Rissen führen kann. Die anatomische Struktur ist aber erhalten. Es entstehen stechende oder ziehende Schmerzen, insbesondere bei erneuter Dehnung des Muskels. Die Beweglichkeit ist eingeschränkt. Die Zerrung heilt in der Regel innerhalb von Tagen aus. Kommt es zu einem Muskelfaserriss, so ist das Ausmaß der Verletzung größer. Es entstehen sehr starke Schmerzen mit einer Bewegungseinschränkung und einer Muskelverhärtung. Ein Muskelfaserriss benötigt oft Wochen zur Heilung.

Verletzung der Bandscheibe

Bei einer ausgeprägten Drehbewegung entstehen Scherkräfte an der Bandscheibe, die zu kleinen Rissen im Ring (Anulus fibrosus) führen können. Wird die Drehbewegung während einer Vorbeugung durchgeführt, ist das Risiko für eine Verletzung der Bandscheibe noch größer. Da der Ring der Bandscheibe im Gegensatz zum Kern (Nucleus pulposus) mit Nerven versorgt ist, kommt er als Schmerzursache in Frage. Auch diese Risse werden wieder ausheilen, wobei aber kleine Narben zurückbleiben können. Denkbar ist, dass durch mehrere Narben eine Schwachstelle im Ring der Bandscheibe entsteht, wodurch sich diese vorwölben kann. Hier kann später ein Bandscheibenvorfall entstehen.

Eingeklemmter Meniskoid im Facettengelenk

Bei einem akuten Rückenschmerz aus heiterem Himmel, ohne dass Sie vorher etwas Schweres gehoben haben, ist eine Verletzung nicht zu erwarten. Eher kommt es zu einer Funktionsstörung in einem oder mehreren Facettengelenken. Diese Störung tritt häufig auf, wenn Sie versuchen, sich wieder aufzurichten, nachdem Sie zuvor eine Vorbeugung mit Drehung durchgeführt haben. Es kommt

Bandscheibe mit Anulus fibrosus und Nucleus pulposus. Sicht von oben. Auf einer Seite sind kleine Risse im Anulus erkennbar.

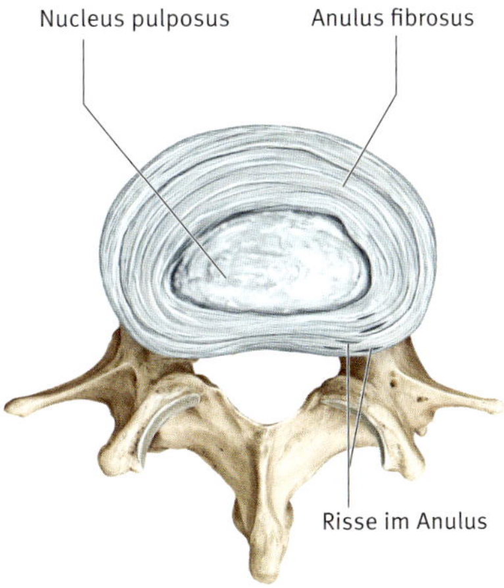

nach: Schünke M, Schulte E, Schumacher U. PROMETHEUS LernAtlas, Grafiken: Voll M, Wesker K; Stuttgart: Thieme; 2022.

Was ist ein Hexenschuss?

Der Begriff Hexenschuss ist eine volkstümliche Bezeichnung für einen plötzlich auftretenden Schmerz im Rücken, der zu einer Bewegungseinschränkung führt. Verschiedene Ursachen kommen in Frage. In der Regel heilt der Schmerz ohne Folgen wieder aus.

zu massiven Schmerzen und zu einer Einschränkung der Beweglichkeit.

Wenn Sie sich nach vorn beugen und gleichzeitig dabei den Rumpf drehen, verschieben sich die Gelenkflächen der Facettengelenke gegeneinander und öffnen sich auf einer Seite. Beim Wieder-Aufrichten kann es passieren, dass der Meniskoid nicht an der richtigen Stelle zu liegen kommt, sondern am Ende des Gelenkspalts eingeklemmt wird (Abbildung Seite 31).

Der Meniskoid ist ein bindegewebiger Gelenkkörper, der an beiden Enden des Gelenkspalts mit der Kapsel verbunden ist (A). Bei Vorbeugung und Drehung verschieben sich die Gelenkflächen und das Gelenk öffnet sich (B). Auf dem Weg zurück in die aufrechte Position kann der Meniskoid eingeklemmt werden, die Gelenkkapsel wird gedehnt (C), was sehr schmerzhaft ist. Das Gelenk blockiert und kann nicht mehr bewegt werden. Als Reaktion auf den Schmerz verkrampft sich die Rückenmuskulatur, was das Einklemmen weiter verstärken kann. Der Versuch, sich wieder aufzurichten und eine gerade Position einzunehmen, verstärkt den Schmerz. Es entsteht die typische Schonhaltung.

Oftmals findet der Gelenkkörper recht schnell wieder in seine korrekte Position zurück und die Schmerzen werden nach kurzer Zeit besser. Manchmal allerdings sind die Schmerzen sehr hartnäckig und die Blockade des Gelenkes und die Verspannungen der Muskulatur bleiben lange bestehen. Dann kann es zu Entzündungsreaktionen kommen, die das Schmerzgeschehen aufrechterhalten. Der Schmerz wird dann durch das mechanische Problem und zusätzlich durch die Entzündung beeinflusst.

Manchmal kann eine manuelle Therapie (Chirotherapie) schnell für Besserung sorgen, weil im Rahmen der Behandlung (zum Beispiel durch sogenanntes Einrenken) das Gelenk erneut gedehnt wird und der Meniskoid dadurch wieder in die korrekte Position zurückkehren kann.

Bei dieser Störung können der Schmerz und die Entzündungsreaktion auch medikamentös behandelt werden. Zusätzlich muss die verkrampfte Muskulatur entspannt werden. Die Erfolgsaussichten der Therapie sind gut, weil es sich bei der Blockade des Gelenks um eine Funktionsstörung handelt und kein Schaden entstanden ist.

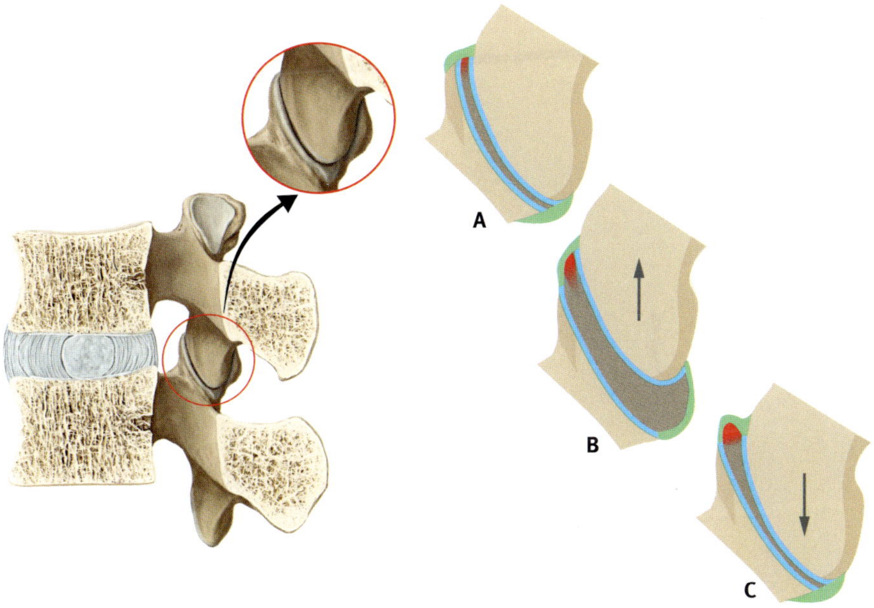

links: nach: Schünke M, Schulte E, Schumacher U. PROMETHEUS LernAtlas, Grafiken: Voll M, Wesker K; Stuttgart: Thieme; 2022; rechts: S. Klessinger.

Schematische Darstellung der beiden Knochen, die das Gelenk bilden (braun). Der Knorpelbelag im Gelenk ist blau dargestellt, die Gelenkkapsel grün und der Meniskoid rot.

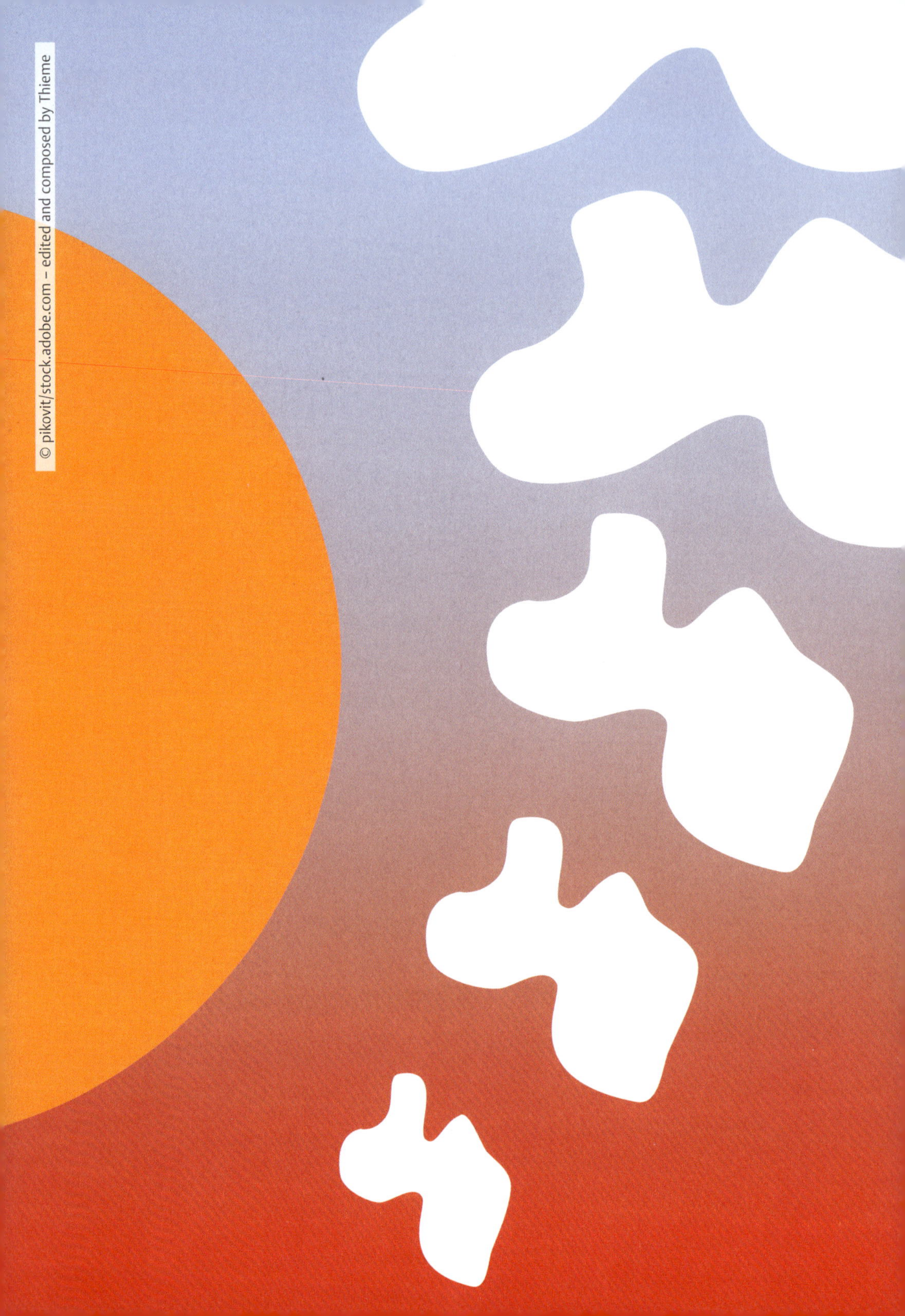

Diagnose und Therapie

Um eine hilfreiche Therapie zu beginnen, muss die richtige Diagnose gestellt werden. Dafür ist es wichtig, dass Sie die Schmerzen genau beschreiben können.

Wie wird eine Diagnose gestellt?

Für eine Diagnosestellung sind das Gespräch mit dem Arzt oder der Ärztin und die körperliche Untersuchung wichtig. Röntgenbilder und MRT können dazukommen.

Die Diagnose ist das Ergebnis der Bestimmung einer Krankheit. Sie entsteht durch die Gesamtbeurteilung der Befragung der Betroffenen (Anamnese), der klinischen Untersuchung und diagnostischer Tests, wie Laboruntersuchungen oder bildgebende Verfahren, also Röntgenaufnahmen, Computertomografie (CT) oder Kernspintomografie (Magnetresonanztomografie, MRT). Für die Betroffenen und den Arzt oder die Ärztin ist es wichtig, die Diagnose korrekt zu stellen, damit die richtige Therapie eingeleitet werden kann.

Ein Hexenschuss verursacht sehr starke Schmerzen, in der Regel ist er aber nicht gefährlich. Daher ist es wichtig, bei der Anamnese und der Untersuchung typische Zeichen zu erkennen. Es gibt andere Erkrankungen, wie zum Beispiel Bandscheibenvorfälle, die ähnliche Beschwerden verursachen können, aber eine andere Behandlung benötigen. Solche Differenzialdiagnosen müssen durch die Untersuchungen ausgeschlossen werden.

Anamnese und Untersuchung

Mit Anamnese ist das Patientengespräch gemeint. Dabei berichten Sie Ihrem Arzt oder Ihrer Ärztin von Ihren Beschwerden und werden gezielt nach Einzelheiten gefragt.

Der Schmerz bei einem Hexenschuss

Typisch ist der plötzlich einsetzende Schmerz (Seit wann?) entweder nach schwerem Heben oder auch ohne erkennbare Ursache (Was?). Es ist häufig, dass der Schmerz bei einer Drehbewegung beginnt. Er tritt blitzartig auf und ist meist sehr intensiv. Oft ist der Schmerz auf einer Seite gut lokalisierbar, manchmal tritt der Schmerz auf beiden Seiten auf (Wo?). Er ist dumpf oder stechend (Wie?). Die Betroffenen leiden unter einer Bewegungseinschränkung. Das Aufrichten, aber auch das Vorbeugen verstärken den Schmerz (Wodurch?). Hinzu kommt eine Verspannung der Muskulatur in dem betroffenen Gebiet. Die Schmerzen können in das Gesäß, die Leiste und auch etwas in den Oberschenkel ausstrahlen (Wohin?) – also in das Gebiet, das Ischias genannt wird. Sind die Facettengelenke betroffen, so ist ein starker Schmerz zu Beginn einer Bewegung typisch (Anlaufschmerz). Das Aufstehen morgens und das Anziehen der Strümpfe, aber auch die leicht nach vorne gebeugte Haltung beim Zähneputzen sind besonders schmerzhaft (Wann?). Auch das Umdrehen nachts im Bett, das Aufstehen nach längerem Sitzen oder eine Beugung nach hinten kann zunehmende Beschwerden verursachen. Manchmal kommt es zu etwas Kribbeln im Oberschenkel. Ein Hexenschuss führt allerdings nicht zu Taubheitsgefühlen oder Lähmungen, was

Wichtige Fragen

Bei einem plötzlich aufgetretenen Rückenschmerz wird Ihnen Ihr Arzt oder Ihre Ärztin folgende Fragen stellen:

- **Seit wann** besteht der Schmerz? (zum Beispiel Stunden, Tage, Wochen)
- **Wo** tut es weh? (zum Beispiel unten in der Wirbelsäule auf der rechten Seite)
- **Wohin** strahlt der Schmerz aus? (zum Beispiel ins Gesäß)
- **Wie** fühlt sich der Schmerz an? (zum Beispiel brennend, stechend, ziehend, wie Strom)
- **Was** war der Auslöser? (zum Beispiel schweres Heben, es gab keinen Auslöser, aus heiterem Himmel, Alltagsbewegung)
- **Wann** tritt der Schmerz auf? (zum Beispiel nachts, beim Sitzen, beim Aufstehen, beim Laufen)
- **Wodurch** wird der Schmerz verstärkt oder verbessert? (zum Beispiel Liegen, Laufen, Sitzen)
- Gibt es **Begleitsymptome**? (zum Beispiel Kribbeln, Taubheit oder eine Schwäche)

typische Warnsymptome einer Nervenschädigung durch einen Bandscheibenvorfall wären (Begleitsymptome).

Ihr Arzt oder Ihre Ärztin wird fragen, ob es einen Auslöser (Was?) für den Schmerz gab und seit wann er besteht (Seit wann?). Wichtig ist, wo es wehtut und ob der Schmerz zum Beispiel in die Beine ausstrahlt (Wohin?) und ob es noch weitere Symptome gibt, wie zum Beispiel Taubheit oder Kribbeln (Begleitsymptome). Auch der zeitliche Verlauf (Wann?) der Schmerzen (tagsüber oder nachts, eher beim Aufstehen oder eher beim Laufen) ist wichtig sowie die Frage nach früheren Rückenschmerzen. Weil psychische Erkrankungen und Stress Einfluss auf die Beschwerden haben können, sollten Sie diese auch nennen.

Körperliche Untersuchung

Bei der körperlichen Untersuchung geht es darum, potenziell gefährliche Erkrankungen, zum Beispiel einen Bandscheibenvorfall oder eine Schädigung der Nerven, zu erkennen.

Ihre Ärztin oder Ihr Arzt verschafft sich zuerst einen Eindruck von Ihrer Haltung und dem Gangbild. Asymmetrien der Muskulatur können sichtbar werden. Oft besteht eine Schonhaltung. Wichtig ist der Lokalbefund am Rücken, also die Form und die Beschaffenheit der Muskulatur. Muskelverspannungen lassen sich ertasten und häufig gibt es eine Region, die auf Druck besonders schmerzhaft ist. Auch Hautveränderungen müssen bewertet werden. Mit einer segmentalen Untersuchung (einer Untersuchung jeder einzelnen Etage bzw. jedes Bewegungssegments der Wirbelsäule) ist es gelegentlich möglich, die Beschwerden einer bestimmten Höhe der Wirbelsäule zuzuordnen. Ihr Arzt oder Ihre Ärztin lässt Sie verschiedene Bewegungen durchführen, um zu erkennen, ob beim Vor- oder Zurückbeugen, bei der Seitneigung oder der Rotation Schmerzen entstehen oder die Beweglichkeit eingeschränkt ist.

Um andere Erkrankungen, wie zum Beispiel einen Bandscheibenvorfall, auszuschließen, ist es notwendig, das Gefühl (Sensibilität) und die Kraft (Kraftverlust, Parese) sowie die Reflexe der Beine zu untersuchen. Der Lasègue-Test (Beinhebungstest) überprüft, ob eine Nervenwurzel an den Schmerzen beteiligt ist. Dazu legen Sie sich auf den Rücken und die Ärztin oder der Arzt hebt das entspannte, gestreckte Bein hoch. Kommt es zu einem ausstrahlenden Schmerz im Bein, ist der Test positiv, was auf eine Beteiligung einer Nervenwurzel hindeutet. Dann ist ein Hexenschuss eher unwahrscheinlich. Ein Hexenschuss führt nicht zu neurologischen Ausfällen. Das heißt, bei einem Hexenschuss findet sich keine Abschwächung von Kraft, Gefühl oder Reflexen und der Lasègue-Test ist negativ.

Herr K., 47 Jahre

Die Schmerzen sind so stark, dass ich mich kaum bewegen kann

Herr K. ist von Beruf Sachbearbeiter mit überwiegend sitzender Tätigkeit und kommt als Notfall zu seinem Hausarzt. Er hat keine relevanten Vorerkrankungen und geht gelegentlich joggen. Probleme mit dem Rücken hatte er bisher nicht.

Er berichtet, dass er sich am Tag zuvor bückte, um einen Aktenordner vom Boden aufzuheben. Beim Aufrichten kam es zu einem massiven Schmerz im Rücken. Herr K. konnte sich kaum noch bewegen. Zu Hause schonte er sich und ging früh zu Bett. Da der Schmerz am nächsten Morgen nicht viel besser war, suchte er den Hausarzt auf.

Herr K. beschreibt den Schmerz als stechend und kann ihn rechts neben der Wirbelsäule lokalisieren. Der Schmerz strahlt in das Gesäß aus. Herr Ks. Beweglichkeit ist stark eingeschränkt und insbesondere das Aufstehen und Anziehen der Strümpfe morgens sei kaum möglich gewesen.

Bei der Untersuchung stellt sein Hausarzt eine Schonhaltung und eine deutlich eingeschränkte Beweglichkeit der unteren Lendenwirbelsäule fest. Die Muskulatur rechts ist deutlich verhärtet. Hier lässt sich ein lokaler Druckschmerz auslösen. Sensibilitätsstörungen oder Lähmungen finden sich nicht. Die Reflexe sind unauffällig und der Lasègue-Test ist negativ. Der Arzt erläutert Herrn K., dass es sich um eine Funktionsstörung der Wirbelsäule wie bei einem Hexenschuss mit einer sehr guten Prognose handelt. Er verordnet ihm ein entzündungshemmendes Schmerzmedikament und rät zu physikalischen Maßnahmen (Wärme, Bewegung).

Unter Wärmeanwendung, Schonung mit leichten Aktivitäten wie Spazierengehen und kurzzeitiger Anwendung des Schmerzmedikaments werden die Beschwerden innerhalb weniger Tage bereits deutlich besser. Zusätzlich lässt sich Herr K. von einem Physiotherapeuten behandeln. Er führt eine manuelle Therapie durch und gibt Herrn K. Anleitungen zur Mobilisation und zur aktiven Kräftigung seiner Muskulatur. Dadurch kann sein Rücken stabilisiert werden.

Was ist, wenn die Beschwerden nicht zu einem Hexenschuss passen?

Sollte ein Untersuchungsbefund nicht in das Bild eines Hexenschusses passen, muss die Diagnose überdacht werden. Kommt es also zu Störungen von Kraft und Gefühl, ist der Lasègue-Test positiv, bestehen Blasenstörungen, haben Sie Fieber oder eine Gewichtsabnahme bemerkt oder gab es doch eine schwere Verletzung oder einen Unfall, so sind weitere diagnostische Maßnahmen notwendig und eine ärztliche Abklärung unbedingt erforderlich.

Kann man einen Hexenschuss sehen?

Leider ist es nicht möglich, Schmerzen auf Bildern sichtbar zu machen. Auch die oben beschriebenen Zerrungen an der Muskulatur oder die kleinen Risse im Anulus der Bandscheibe sowie die Funktionsstörung der Facettengelenke sind weder im Röntgenbild noch in der Computertomografie (CT) oder in der Kernspintomografie (Magnetresonanztomografie, MRT) erkennbar. Hexenschuss und Ischias bleiben somit eine klinische Diagnose, die durch eine ärztliche Untersuchung, nicht aber durch Bildgebung verifiziert werden muss.

Aber es gibt andere Erkrankungen, die gut erkennbar sind und wichtige Hinweise auf die Ursache häufiger Rückenprobleme geben können oder die wichtig sind, um eine Differenzialdiagnose zu stellen.

Achtung: Warnsignale!

Folgende Warnsignale passen nicht zu einem Hexenschuss:

- Kraftverlust (Parese)
- Gefühlsstörungen (Sensibilitätsstörungen)
- positiver Lasègue-Test
- Reflexverlust
- Blasenstörungen
- schwerer Unfall (Trauma)
- Fieber
- Gewichtsabnahme

Röntgenbilder

Auf einem Röntgenbild der Lendenwirbelsäule sind die Knochen gut sichtbar. Mit diesen Informationen kann Ihre Ärztin oder Ihr Arzt andere Erkrankungen erkennen, die dazu führen, dass ein Hexenschuss eher wahrscheinlich ist. So stellt ein Gleitwirbel (Listhese, Spondylolisthese) eine starke Belastung für die Facettengelenke dar. Durch das Verschieben der Wirbel kommt es häufig zu einer Arthrose in den Gelenken und zu Entzündungsreaktionen, die Ischias-Schmerzen verursachen können. Eine seitliche Verkrümmung der Wirbelsäule (Skoliose) führt zu einer asymmetrischen Belastung der Wirbelgelenke beider Seiten und somit manchmal zu Schmerzen.

Gut erkennbar ist im Röntgenbild auch die Höhe der Bandscheiben. Nimmt die Höhe einer Bandscheibe außergewöhnlich stark ab, so spricht man von einer Osteochondrose. Sie hat nicht nur Auswirkungen auf die Bandscheibe, sondern auch auf die benachbarten Wirbelkörper und auf die Facettengelenke. Wenn die Bandscheibe an Höhe verliert, verringern sich die Abstände der Gelenkflächen zueinander.

Wann macht man Bilder?

Bildgebende Verfahren sind immer dann sinnvoll, wenn ein Untersuchungsbefund nicht zu einem Hexenschuss passt, wenn neurologische Symptome bestehen, wenn eine Verletzung bekannt ist oder wenn der Verlauf der Erkrankung ungewöhnlich ist, also zum Beispiel die Schmerzen sehr lange anhalten.

MRT

Ein MRT der Lendenwirbelsäule wird dann wichtig, wenn der Verdacht besteht, dass es sich nicht um einen Hexenschuss oder Ischias handelt, sondern dass Nerven betroffen sind, wie zum Beispiel bei einem Bandscheibenvorfall. Im MRT sind neben den Knochen auch die Bandscheiben und die Nerven sichtbar, sodass gut beurteilt werden kann, wie viel Platz die Nervenwurzeln haben oder ob ein Bandscheibenvorfall die Nervenwurzel komprimiert oder der Spinalkanal zu eng ist (Spinalkanalstenose).

Therapie: Was hilft?

Sofortmaßnahmen können Sie selbst durchführen. Dauern die Schmerzen länger an, muss die Diagnose Hexenschuss überprüft und entsprechend behandelt werden.

Leiden Sie unter einem akuten Rückenschmerz, wenden Sie am besten erst einmal unsere Sofortmaßnahmen an, die Sie direkt selbst durchführen können (Seite 41). Oft tritt dann schnell eine Besserung ein. Bei hartnäckigen Beschwerden ist eine physiotherapeutische oder medizinische Hilfe notwendig. Außerdem muss dann sichergestellt werden, dass die Diagnose Hexenschuss richtig ist und kein anderer Auslöser für die Schmerzen verantwortlich ist.

Weiterführende Maßnahmen

Sind die Schmerzen sehr stark oder unkontrollierbar oder kommen Beschwerden hinzu, die über einen akuten Rückenschmerz hinausgehen, zum Beispiel Taubheitsgefühle, Lähmungen oder Blasenstörungen, sollten Sie einen Arzt oder eine Ärztin aufsuchen. Gibt es Anzeichen für eine Infektion, zum Beispiel Fieber und andere Krankheitssymptome, ist professionelle Hilfe notwendig, ebenso, wenn der Schmerz nicht innerhalb kurzer Zeit besser wird.

Zunächst ist es Aufgabe der Ärztin oder des Arztes, die Anamnese und die klinische Untersuchung durchzuführen (Seite 34). Spricht alles für einen Hexenschuss, werden in der Regel keine bildgebenden Verfahren benötigt.

Grundsätzlich müssen die Schmerzen und die Muskelverspannungen behandelt werden. Denn durch den Schmerz

Was können Sie bei akuten Schmerzen tun?

Hier stellen wir Ihnen einige Sofortmaßnahmen vor, die bei akuten Rückenschmerzen gut helfen. Und denken Sie daran: Die Prognose ist trotz der starken Schmerzen in der Regel gut.

- Aktiv bleiben: Es kann gut sein, sich zu Beginn der Schmerzen zu schonen und eine Position einzunehmen, die besser erträglich ist. Allerdings sollten Sie nicht lange in derselben Position verharren. Soweit es die Schmerzen erlauben, ist es gut, möglichst schnell wieder aktiv zu werden. Eine Immobilisierung oder Bettruhe ist nicht sinnvoll. Bewegung ist gut, eine Belastung sollten Sie vermeiden. Vermeiden Sie alle Bewegungen, die die Beschwerden verstärken. Nehmen Sie immer wieder zeitweise entlastende Positionen ein, zum Beispiel die Stufenbettlagerung. Dabei liegen Sie auf dem Rücken und legen die Unterschenkel auf einem Stuhl oder Kissen ab, sodass die Hüfte und das Knie um 90° gebeugt sind. Auch eine seitliche Position im Liegen mit angezogenen Beinen entlastet den Rücken. Abwechslung zwischen Ruhen und Bewegung ist gut.
- Wärme kann hilfreich sein, weil sie die Muskulatur entspannt. Ein Wärmekissen oder eine Wärmflasche am Rücken oder auch ein warmes Bad tun häufig gut. Andererseits wirkt Kälte entzündungshemmend, sodass Sie auch die Wirkung eines Kältepads ausprobieren können.
- Bei starken Schmerzen können Sie unterstützend entzündungshemmende Schmerzmedikamente einnehmen. Achten Sie dabei auf Unverträglichkeiten, Wechselwirkungen mit anderen Medikamenten und auf Nebenwirkungen. Fragen Sie im Zweifelsfall Ihren Arzt oder Ihre Ärztin.
- Gut ist es, möglichst bald wieder in Bewegung zu kommen. Beginnen Sie mit langsamen, gleichmäßigen Bewegungen (Spazierengehen) und vermeiden Sie belastende Bewegungen.
- Wenn möglich, vermeiden Sie Stress, weil er die Schmerzen verstärken kann. Entspannungsübungen sind hilfreich.
- Machen Sie sich keine unnötigen Sorgen. Die Prognose beim Hexenschuss ist sehr gut. Dramatisieren Sie Ihre Beschwerden nicht, haben Sie Geduld.

Werden Ihre Beschwerden stärker oder tauchen Warnsignale auf (Seite 38), machen Sie einen Termin mit Ihrem Arzt oder Ihrer Ärztin aus.

entstehen Verspannungen, die Verspannungen verstärken wiederum den Schmerz. Dieser Kreislauf muss beendet werden. Ziel soll sein, dass Sie sich wieder bewegen können und aktiv werden. Folgende Therapieverfahren kommen in Frage:

Medikamentöse Therapie: Um die akuten Beschwerden zu lindern, können schmerzlindernde und entzündungshemmende Medikamente verordnet werden (zum Beispiel nichtsteroidale Antirheumatika wie Ibuprofen oder Diclofenac). Achten Sie auf eine möglichst kurzzeitige Einnahme von drei bis fünf Tagen. Manchmal werden auch muskelentspannende Medikamente verordnet. Sollte über einen längeren Zeitraum eine Schmerzmedikation notwendig sein oder sollte die Wirkung nicht ausreichen, müssen Sie das mit Ihrer Ärztin oder Ihrem Arzt besprechen. Die Diagnose eines Hexenschusses bzw. Ischias sollte dann überprüft werden.

Physiotherapie: In Frage kommen physikalische Maßnahmen wie Wärme- und Kälteanwendungen. Physiotherapie kann helfen, die Verspannungen zu lösen. Manchmal kann eine manuelle Therapie (Mobilisation der Wirbelsäule) erfolgversprechend sein. Sie sollten so bald wie möglich aktiv werden und zu Krankengymnastik angeleitet werden.

Edukation: Unter diesem Begriff wird die Wissensvermittlung verstanden. Es ist wichtig, dass Sie wissen, was mit Ischias und Hexenschuss gemeint ist und dass diese Erkrankungen zwar starke Beschwerden auslösen, aber eine gute Prognose haben. Es handelt sich dabei um eine Funktionsstörung, bei der kein struktureller Schaden entstanden ist. Ziel ist es, dass Sie gut informiert Entscheidungen treffen können und auch lernen, was zu tun ist, damit solche Beschwerden möglichst nicht wiederkommen.

Lokale Behandlung: In Einzelfällen kann es sinnvoll sein, entzündungshemmende Medikamente unter Röntgenkontrolle direkt an die Facettengelenke zu injizieren. Bei akuten Schmerzen ist eine solche Behandlung aber die Ausnahme. Injektionen kommen eher in Frage, wenn Rückenschmerzen längere Zeit bestehen und nicht auf andere Therapien angesprochen haben.

Operation: Eine Operation kommt bei Ischias und Hexenschuss nicht in Frage, weil es sich um eine Funktionsstörung handelt und kein Schaden entstanden ist. Andere Erkrankungen, wie zum Beispiel ein Bandscheibenvorfall, können hingegen bei bestimmten Patienten und Patientinnen operiert werden.

Wenn die Schmerzen nicht besser werden

Es gibt verschiedene Erkrankungen, deren Beginn einem Hexenschuss ähnelt und die Schmerzen in dem Bereich verursachen, der Ischias genannt wird. Werden die Beschwerden nicht ausreichend schnell besser, so macht es Sinn, auch an andere Erkrankungen als Hexenschuss und Ischias zu denken.

Akute und chronische Schmerzen

Die Begriffe akut und chronisch beziehen sich auf die Dauer der Beschwerden. Bei einem Hexenschuss handelt es sich um einen akuten Schmerz. Der Beginn ist plötzlich und in der Regel haben sich die Beschwerden innerhalb von Tagen oder wenigen Wochen wieder gebessert. Halten die Schmerzen weniger als zwölf Wochen an, wird der Begriff akut verwendet. Für Schmerzen zwischen sechs und zwölf Wochen gibt es den Begriff subakut. Erst wenn Schmerzen länger als drei Monate andauern, wird von chronischen Schmerzen gesprochen.

Es ist denkbar, dass Schmerzen sehr typisch wie bei einem Hexenschuss beginnen, dann aber länger anhalten oder sich im Charakter verändern, sodass ein subakuter oder chronischer Schmerz entsteht. Wenn sich die Art der Beschwerden verändert, also der Schmerz zum Beispiel nicht mehr nur in der Region auftritt, die Ischias genannt wird, sondern weiter in das Bein zieht, oder wenn statt eines dumpfen, lokalisierten Schmerzes ein elektrisierender, brennende Schmerz auftritt oder wenn allgemeine Krankheitssymptome hinzukommen, wie Fieber und Abgeschlagenheit, muss die Diagnose überprüft werden. Vor allem die Warnsignale (Seite 38) müssen beachtet werden.

Aber auch wenn der Schmerz zwar vom Charakter her gleich bleibt, aber durch die bisher genannten Maßnahmen nicht besser wird, sollten Sie und Ihr Arzt oder Ihre Ärztin sich erneut Gedanken machen, ob Ischias und Hexenschuss die richtige Diagnose ist oder ob andere Ursachen denkbar sind, die dann auch eine andere Behandlung benötigen.

Bandscheibenvorfall

Nervenschmerzen im Bein können auf einen Bandscheibenvorfall hindeuten. Bei einem Bandscheibenvorfall entstehen Risse im äußeren Ring der Bandscheibe, dem Anulus. Dadurch entsteht eine Schwachstelle, durch die Bandscheibengewebe aus dem Kern (Nukleus) in Richtung Spinalkanal austreten kann. Im Spinalkanal verlaufen die Nerven, die aus dem Gehirn und dem Rückenmark stammen und weiter in Richtung Bein ziehen. Wenn das ausgetretene Bandscheibengewebe auf einen solchen Spinalnerv drückt, entstehen Nervenschmerzen im Bein (Abbildung Seite 44).

Rückenschmerzen gehören auch zu einem Bandscheibenvorfall, typisch sind allerdings die Schmerzen im Versorgungsgebiet des Nervs. Am häufigsten sind Bandscheibenvorfälle der unteren beiden Etagen. Betroffen sind dann die Nervenwurzeln L5 und S1. Die Schmerzen ziehen in einem klar umschriebenen Gebiet bis in den Fuß. Dazu kommen häufig Gefühlsstörungen wie zum Beispiel Taubheit oder Kribbeln am Unterschenkel und am Fuß. Auch eine Schwäche der Fußheber- und Fußsenkermuskulatur kann auftreten. Der Charakter dieser Schmerzen ist oftmals brennend und elektrisierend. Da die Nervenwurzel betroffen ist, wird von einem radikulären Schmerz gesprochen. Es handelt sich um einen neuropathischen Schmerz. Auch der Begriff Ischialgie ist korrekt, weil die Nervenwurzel ein Teil des Ischiasnervs darstellt.

Nicht jeder Schmerz, der ins Bein zieht, muss auf einen Bandscheibenvorfall hindeuten. Auch bei einem Hexenschuss kann der Schmerz in das Bein ausstrah-

Lendenwirbel mit einem Bandscheibenvorfall, der auf die Nervenwurzel drückt.

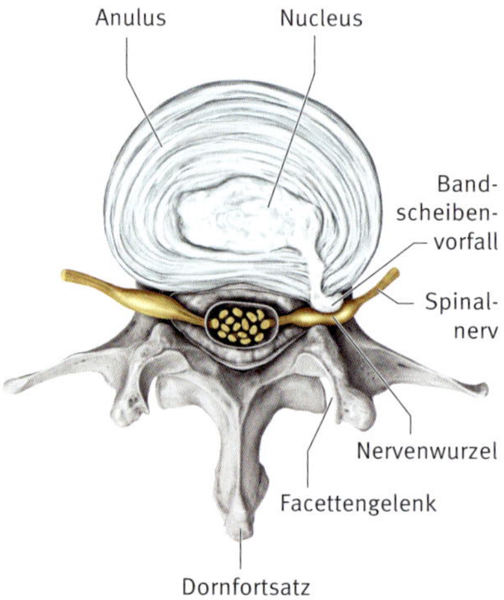

nach: Schünke M, Schulte E, Schumacher U. PROMETHEUS LernAtlas, Grafiken: Voll M, Wesker K; Stuttgart: Thieme; 2022.

Das MRT zeigt exakt die gleiche Situation wie die Grafik. Der Bandscheibenvorfall drückt auf die Nervenwurzel im Bild rechts, die andere Nervenwurzel ist normal. (Quelle: Tkatschenko D, Vajkoczy P. MRT. In: Rauschmann M et al. Hrsg. Referenz Wirbelsäule. 1. Aufl. Thieme; 2025.)

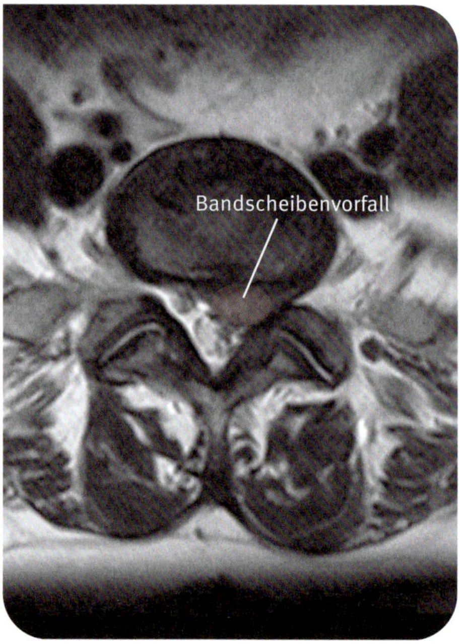

len. Die Region, die Ischias genannt wird, meint auch den Oberschenkel. Dieser Schmerz hat oftmals einen Ursprung im Rücken, der klar umschrieben ist, und strahlt dann diffus in das Bein. Der Schmerzcharakter ist eher drückend und dumpf.

Nicht immer ist es einfach, anhand der Anamnese und der klinischen Untersuchung zu unterscheiden, ob der Schmerz im Bein ein ausstrahlender Schmerz vom Rücken ist (pseudoradikulär) oder ein radikulärer, neuropathischer Schmerz, der auf einen Bandscheibenvorfall hindeutet. Neurologische Auffälligkeiten, Unterschiede beim Testen der Reflexe oder ein positiver Lasègue-Test deuten auf eine Kompression einer Nervenwurzel hin.

Zwei Phasen eines Bandscheibenvorfalls

Bei der Entstehung eines Bandscheibenvorfalles kann es sein, dass sich die Schmerzsymptomatik im Verlauf ändert. Die erste Phase der Erkrankung kann zunächst mit akuten Rückenschmerzen beginnen, die an einen Hexenschuss denken lassen. Möglicherweise breitet sich der Schmerz in Richtung Hüfte und Gesäß aus, was dann Ischias genannt wird. Noch deutet nichts auf eine Beteiligung eines Spinalnervs hin. In einer zweiten Phase verändert sie sich die Symptomatik. Der Rückenschmerz wird besser, aber es kommen brennende, elektrisierende Schmerzen im Bein hinzu, vielleicht auch Kribbeln und Taubheit. Nun besteht eine Ischialgie und die Symptome deuten darauf hin, dass die Nervenwurzel betroffen ist.

In der ersten Krankheitsphase bestand schon ein Schaden an der Bandscheibe, der Nukleus hat schon nach hinten gedrückt, was die Schmerzen im Rücken verursacht hat. In der zweiten Phase ist dann das Bandscheibengewebe aus dem Anulus ausgetreten. Der Bandscheibenvorfall ist entstanden. Durch das Austreten des Gewebes wird der Druck in der Bandscheibe geringer, wodurch der Rückenschmerz besser wird. Aber nun drückt das Gewebe auf die Nervenwurzel mit den entsprechenden Symptomen.

Wie lange die erste Phase dauert, kann sehr unterschiedlich sein. Es ist möglich, dass der Schmerz direkt im Bein auftritt, es können aber auch Tage oder Wochen vergehen, in denen ein Rückenschmerz vorhanden ist, der sich nicht gut behandeln lässt, bevor der Nervenschmerz hinzukommt.

Ausstrahlender oder radikulärer Schmerz?

Es ist wichtig, zwischen einem ausstrahlenden, pseudoradikulären Schmerz und einem radikulären Schmerz zu differenzieren, weil die Behandlung unterschiedlich ist. Im Gegensatz zu einem pseudoradikulären Schmerz ist bei einem radikulären Schmerz eine bildgebende

Diagnostik sinnvoll. In einem MRT kann man sowohl den Bandscheibenvorfall als auch die Nervenwurzel erkennen (Abbildung Seite 44). Wird eine Beeinträchtigung der Nervenwurzel nachgewiesen, so werden andere Medikamente gegen den Schmerz verwendet. Möglich sind auch gezielte Injektionen an die Nervenwurzel, die unter Durchleuchtung oder im CT durchgeführt werden (periradikuläre Therapie, PRT). Bei Lähmungen im Bein und anderen neurologischen Ausfällen oder bei fehlender Besserung kommt bei einem Bandscheibenvorfall auch eine operative Entfernung des ausgetretenen Bandscheibenmaterials in Frage.

Nicht spezifischer Kreuzschmerz

Nicht immer ist es möglich, die Ursache von Rückenschmerzen herauszufinden. Gibt es keinen Hinweis dafür, dass eine Ursache zugrunde liegt, die besondere Maßnahmen erfordert, so spricht man von nicht spezifischem Kreuzschmerz. Für dieses Krankheitsbild existiert eine Leitlinie [1]. Das ist eine Orientierungs- und Entscheidungshilfe für Ärzte und Ärztinnen. Auch eine Version für Betroffene können Sie im Internet herunterladen.

Gründe für nicht spezifischen Kreuzschmerz:

- Stress
- verspannte Muskeln
- Fehlbelastung
- Übergewicht
- zu wenig Bewegung
- langes Sitzen
- seelische Ursachen
- schwere körperliche Arbeit
- überwiegend gleichförmige Körperhaltung
- häufigen Vibrationen ausgesetzt
- berufliche Unzufriedenheit oder Mobbing

Wichtig ist auch bei nicht spezifischem Kreuzschmerz die ausführliche Anamnese und die klinische Untersuchung. Liegen keine Warnsignale vor (sogenannte »red flags«), die auf eine ernste Erkrankung hindeuten, sollten zu Beginn keine weiteren Untersuchungen, wie zum Beispiel Röntgen oder MRT, erfolgen. Zu den »red flags« gehören Wirbelbrüche, Infektionen, rheumatische Erkrankungen und Krebs.

Zur Behandlung werden unterschiedliche nicht medikamentöse Verfahren wie zum Beispiel Bewegungstherapie und Verhaltenstherapie genannt. An Medikamenten werden in der Leitlinie als erste Wahl Diclofenac, Ibuprofen und Naproxen genannt. Bei subakuten oder chronischen Schmerzen wird auch ein kombiniertes (multimodales) Behandlungsprogramm empfohlen, bei dem unterschiedliche Behandlungsansätze vereint werden.

Spezifische Kreuzschmerzen

Natürlich gibt es auch Rückenschmerzen, bei denen eine Ursache gefunden wird. Entsprechend wird dann von einem spezifischen Kreuzschmerz gesprochen. Auch dafür wurde eine Leitlinie entwickelt [2]. Darin werden eine Reihe von Erkrankungen und Funktionsstörungen genannt, die als Ursache für den Schmerz in Frage kommen. So spielen die Facettengelenke und auch das Iliosakralgelenk eine Rolle. Verschleißerscheinungen an den Bandscheiben mit Verlust der Höhe und Veränderungen an den angrenzenden Wirbelkörpern (Osteochondrose) sind weitere Ursachen für Schmerzen. Genannt werden auch entzündliche rheumatische Erkrankungen, wie der Morbus Bechterew, die Spinalkanalstenose und der Gleitwirbel (Spondylolisthese). Zusätzlich werden zwei Funktionsstörungen angeführt: die myofasziale Dysfunktion, eine Fehlfunktion von Muskeln und Faszien, sowie die hypomobile segmentale Dysfunktion. Darunter versteht man die Blockierung eines Bewegungssegments.

Die häufigste spezifische Ursache für Rückenschmerzen bei Erwachsenen ab dem 50. Lebensjahr ist eine Erkrankung der Gelenke. Beschwerden am Bewegungsapparat gehen häufig von Gelenken aus. Es können das Knie-, Schulter- oder Hüftgelenk betroffen sein, aber auch kleine Gelenke an den Fingern. Im unteren Bereich des Rückens kommen als Ursache für Beschwerden die Facettengelenke und das Iliosakralgelenk in Frage. Alle Gelenke werden im Alltag stark beansprucht, dadurch kommt es zum Verschleiß und zu einer Arthrose. Davon sind auch die Gelenke der Wirbelsäule betroffen.

Eine Funktionsstörung der Facettengelenke haben wir bereits als Ursache für Hexenschuss und Ischias ausführlich erklärt (Seite 29). Es kommt in diesen Fällen immer auch zu einer Fehlfunktion der Muskulatur, die sich reflexartig verkrampft. Diese Veränderungen werden in der Leitlinie als myofasziale Dysfunktion und hypomobile segmentale Dysfunktion bezeichnet.

Auch andere Erkrankungen, die in der Leitlinie als Ursache für einen chronischen spezifischen Kreuzschmerz angeführt werden, haben mit den Gelenken der Wirbelsäule zu tun. So sind ent-

Das können Sie bei nicht spezifischen Kreuzschmerzen tun:

- Bewegung, aktiv bleiben
- im Alltag den Rücken entlasten
- Austausch mit anderen Betroffenen
- Rückenschule
- seelische Anzeichen ernst nehmen

zündete arthrotische Gelenke eine häufige Schmerzquelle. Nimmt die Höhe der Bandscheibe ab, so ändert sich auch der Abstand der beiden Gelenkflächen, was Gelenkschmerzen begünstigt. Bei einem Gleitwirbel verschieben sich zwei Wirbel gegeneinander. Das ist nur möglich, wenn die Gelenke zu viel Bewegungsfreiheit ermöglichen, was oft schmerzhaft ist. Gelenke, die einer starken Belastung ausgesetzt sind und eine Arthrose erleiden, werden oft dicker und benötigen daher mehr Platz, was zu einer Einengung des Spinalkanals führen kann.

Da Schmerzen der Facettengelenke zu den häufigsten Ursachen von Rückenschmerzen gehören und die Gelenke bei einem Hexenschuss und Ischias eine Rolle spielen, aber auch für chronische Schmerzen verantwortlich sein können, wollen wir diese Schmerzursache genauer betrachten.

Schmerzen ausgehend von den Facettengelenken

Welche Beschwerden die Facettengelenke verursachen können, haben wir bereits in dem Kapitel »Eingeklemmter Meniskoid im Facettengelenk« beschrieben (Seite 29). Auch lange anhaltende, chronische Schmerzen der Gelenke sind ähnlich. Meist ist der Schmerz im Rücken lokalisierbar, er kann aber auch in das Gesäß, die Hüfte, die Leiste und in das Bein ausstrahlen. Es handelt sich also um einen Schmerz in der Region, die Ischias genannt wird. Typisch ist, dass der Schmerz von bestimmten Bewegungen abhängig ist. Gelenkschmerzen sind bei Beginn einer Bewegung oft besonders schlimm, sodass zum Beispiel das Aufstehen morgens und das Anziehen der Strümpfe besonders schmerzhaft ist.

Zur Therapie chronischer Schmerzen der Facettengelenke werden medikamentöse und physiotherapeutische Verfahren angewendet. Eine gezielte Therapie ist möglich, indem mit einer dünnen Nadel Medikamente direkt an das schmerzhafte Gelenk injiziert werden. Meistens werden entzündungshemmende Medikamente, wie zum Beispiel Kortison, und ein lokales Betäubungsmittel verwendet. Idealerweise wird eine solche Injektion mithilfe von Röntgen-Durchleuchtung durchgeführt, damit das Gelenk und die Nadel bei der Punktion gesehen werden und das Ziel genau getroffen wird. Auch Ultraschall oder Computertomografie sind zur Visualisierung möglich. Solche Injektionen können wiederholt werden, wenn nach einer zunächst guten und anhaltenden Wirkung erneut ähnliche Schmerzen auftreten. Allerdings ist die Menge an Kortison zu beachten, die insgesamt gegeben wird.

Eine langfristige Besserung der Facettengelenkschmerzen kann erreicht werden, indem die Nerven, die für die Schmerzweiterleitung aus den Gelenken verantwortlich sind, durch Wärme verödet werden. Dieses Verfahren wird Radiofrequenz-Denervation (rechts unten) genannt. Die Behandlungsmethode kommt nur in Frage, wenn zuvor gesichert wurde, dass ein bestimmtes Facettengelenk die Schmerzursache ist.

Zwar können die Symptome typisch für einen Facettengelenkschmerz sein, dennoch ist es nicht möglich, die Diagnose allein mit Anamnese und klinischer Untersuchung zu sichern. Leider ist es auch nicht möglich, den Schmerz der Facettengelenke auf Bildern zu erkennen. Daher werden zur Planung einer Radiofrequenz-Denervation Testblockaden durchgeführt, bei denen der kleine Nervenast, der für die Schmerzweiterleitung aus dem Gelenk verantwortlich ist, mit einem lokalen Betäubungsmittel umspült wird. Dieser Gelenknerv wird »Medial Branch« genannt, die Test-Injektion Medial Branch Block.

Beim Medial Branch handelt es sich um einen Nervenast, der aus dem Spinalnerv stammt, dann in Richtung Rücken und zur Mitte hin verläuft und zwei benachbarte Facettengelenke versorgt (Abbildung rechts). Jedes Gelenk wird von Nerven aus zwei Etagen versorgt. Die Funktion der Nerven wird durch das lokale Betäubungsmittel vorrübergehend ausgeschaltet. Werden die Schmerzen dadurch deutlich weniger, wurde eine Schmerzursache gefunden. Tritt keine Besserung ein, muss eine andere Ursache gesucht werden. Die Testblockade sollte zweimal erfolgreich durchgeführt worden sein, bevor an eine Radiofrequenz-Denervation gedacht wird.

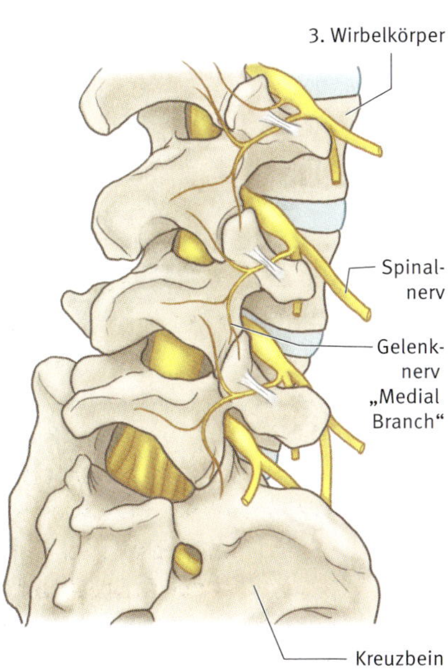

Unterer Teil der Lendenwirbelsäule mit Spinalnerv und dem Nervenast, der das Facettengelenk versorgt (Medial Branch).

Radiofrequenz-Denervation

Bei der Radiofrequenz-Denervation wird die Schmerzweiterleitung aus einem Facettengelenk langfristig unterbrochen. Dafür werden die beiden Medial Branches, die das Gelenk versorgen und die zuvor ausgetestet wurden, mit Wärme verödet. Das geschieht mit einem Generator, der einen Hochfrequenz-Wechselstrom erzeugt. An den Generator wird eine Klebeelektrode angeschlossen, die auf Ihrer Haut angebracht wird, und eine Sonde, die über eine Hohlnadel direkt am Medial Branch platziert wird.

Während einer Radiofrequenz-Denervation der Gelenke der Lendenwirbelsäule liegen Sie auf dem Bauch. Die Klebeelektrode wird angebracht. Mithilfe von Röntgen-Durchleuchtung (Abbildung, unten) kann der Arzt oder die Ärztin Ihre Wirbelsäule sehen und die Stelle lokalisieren, an der der Medial Branch verläuft. Nach einer lokalen Betäubung der Haut wird unter Durchleuchtungskontrolle eine Hohlnadel (Kanüle) eingebracht und exakt positioniert (auf der Abbildung blau). Nun wird in der Tiefe ebenfalls durch die Kanüle ein lokales Betäubungsmittel gegeben. Über die Hohlnadel kann die Sonde eingeführt werden. Auf dem Durchleuchtungsbild wird kontrolliert, dass die Sonde in der Nähe des Medial Branchs liegt.

Durchleuchtungsbild während einer Radiofrequenz-Denervation. Schräge Ansicht auf die untere Lendenwirbelsäule. Die Sonde wurde blau eingefärbt.

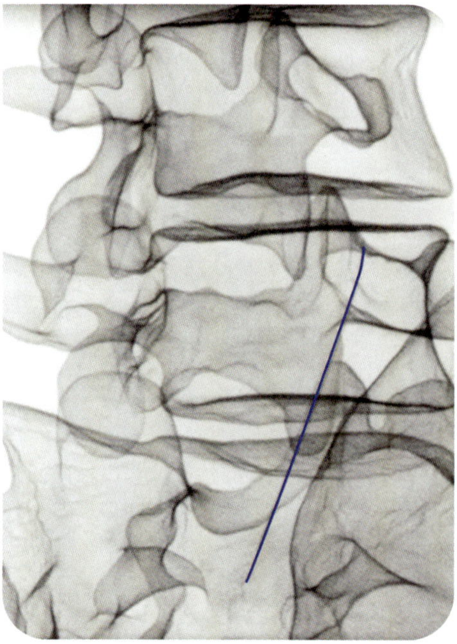

Wird der Generator eingeschaltet, entsteht ein Wechselstromfeld zwischen der Elektrode und der Sonde. Weil die Sonde sehr viel kleiner ist als die Elektrode, liegen hier die elektrischen Feldlinien dichter, wodurch in der Umgebung der Sondenspitze Wärme (75–90 °C) entsteht. Der Generator misst und steuert die Temperatur. Die Wärme muss ein bis zwei Minuten lang einwirken. Für jeden Medial Branch werden mehrere Nadelpositionen gebraucht. Anschließend kann der nächste Medial Branch behandelt werden. Eine Radiofrequenz-Denervation kann gut ambulant in einer Praxis durchgeführt werden. Die Behandlung dauert etwa eine halbe Stunde. Nach der Behandlung bleiben Sie noch zur Überwachung des Kreislaufs in der Praxis, dann dürfen Sie wieder nach Hause gehen. Es ist sinnvoll, dass Sie von einer Begleitperson angeholt werden.

Anfangs können die Facettengelenke durch die hohe Temperatur gereizt sein, weshalb es in den ersten Tagen oft noch zu Schmerzen kommt. Die Wirkung setzt erst nach mehreren Tagen ein. Bei einer erfolgreichen Therapie hält die Schmerzreduktion für viele Monate (auch mehr als ein Jahr ist möglich) an. Zu beachten ist, dass die Denervation nur den Schmerz behandelt, der aus den Facettengelenken stammt. Andere Schmerzquellen (zum Beispiel das Hüftgelenk) können weiter Schmerzen verursachen.

Für die Radiofrequenz-Denervation existiert eine Leitlinie, die inklusive einer Patientenversion im Internet heruntergeladen werden kann [3].

Zusammenfassung

Ein Hexenschuss lässt sich in der Regel mit einer Kombination aus Ruhe und Schonung, aber auch Bewegung und Aktivität gut behandeln. Physikalische Maßnahmen und entzündungshemmende Medikamente können die Heilung beschleunigen (Seite 41). Vorsicht ist geboten, wenn weitere Symptome hinzukommen, die nicht zu einem Hexenschuss passen (Seite 38). Sollten die Beschwerden länger anhalten, muss erneut über die Diagnose nachgedacht werden. Es kommt ein spezifischer (Seite 47) oder nicht spezifischer (Seite 46) Rückenschmerz in Frage, für den die richtige Therapie ausgewählt werden muss.

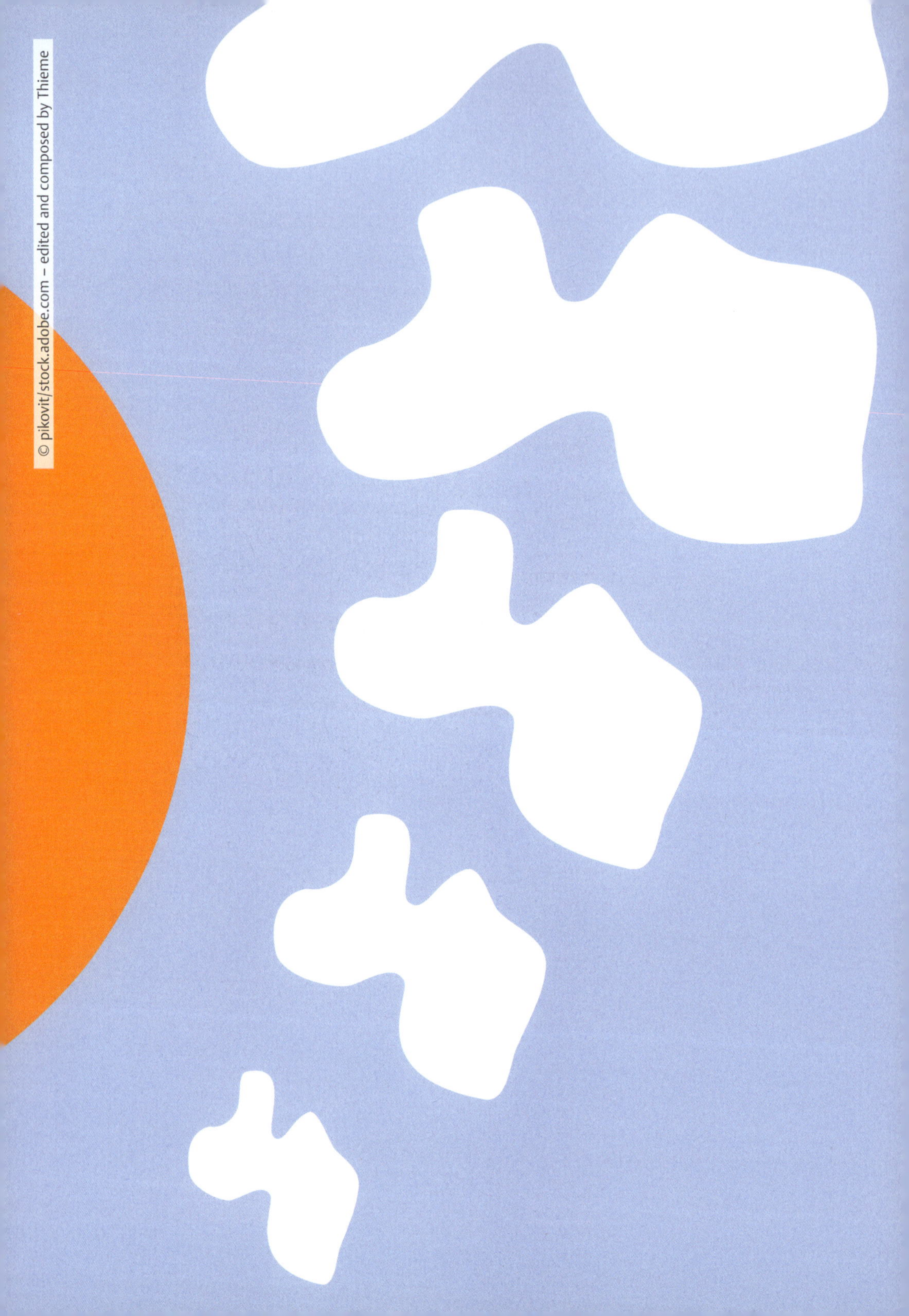

Ihr Übungs-programm

Bewegung kann Wunder bewirken! Mit unseren Übungen können Sie aktiv gegen den Schmerz angehen, Ihre Muskulatur stärken und zukünftige Beschwerden vermeiden.

Bewegung gegen den Hexenschuss

Hexenschuss und Ischias können lähmend wirken. Doch anstatt sich in eine Schonhaltung zu begeben, ist das Gegenteil gefragt: Bewegung. Legen Sie los!

Ein Hexenschuss hat Sie erwischt – damit sind Sie nicht allein, denn das kann alle erwachsenen Menschen treffen. Und meistens wird zeitnah alles wieder gut. Zur Bewältigung Ihrer Beschwerden bedarf es einer ausgewogenen Mischung aus Be- und Entlastung, der Fähigkeit, Ruhe zu bewahren, und nicht zuletzt: Zeit. Viele Betroffene denken: Ich muss mich schonen, sonst wird es noch schlimmer! Die Wahrheit aber ist, dass gezielte Bewegungen wirksam gegen Schmerzen sind. In Übungen steckt ein enormes Heilungspotenzial: Man munkelt, sie seien Wunderpillen! Die Übungen, die wir Ihnen in diesem Teil des Buches präsentieren, haben sich bei vielen Patienten und Patientinnen im Alltag als sinnvoll und hilfreich erwiesen.

Helfen die Übungen immer?

Nicht immer – aber meistens. Womit wir Sie motivieren möchten, sich ans Werk zu machen: Die Übungen sind ohne Nebenwirkung, stehen Ihnen jederzeit zur Verfügung und sind einfach erlernbar. Wenn wir schon vom Hexenschuss sprechen, dann gilt hier: Die Übungen sind kein Hexenwerk, aber durchaus ein probates Mittel, die Hexe wieder loszuwerden! Die zusätzliche körperliche Aktivität wird Ihre Durchblutung verbessern, die Muskelspannung regulieren, die Gelenkbeweglichkeit erhalten und das Nervensystem desensibilisieren. Und – was für Sie von größter Bedeutung sein wird: Sie werden Schritt für Schritt wieder Vertrauen in Ihren Körper gewinnen.

Bewegen oder nicht – das ist keine Frage!

Hexenschuss und Ischias sind unangenehme Erfahrungen, die üblicherweise mit intensiven Schmerzen einhergehen. Wenn es in unserem Bewegungsapparat zu solchen Schmerzen kommt, dann denken wir logischerweise, dass etwas in unserem Körper geschädigt ist. Meist macht der Zusammenhang zwischen einem Gewebeschaden und einer Schmerzerfahrung Sinn und ermöglicht Heilung und Regeneration. Schmerz lässt unsere körpereigene Apotheke ihren Job machen und oft funktioniert sie hervorragend.

Wie Sie im Theorieteil des Buches gelesen haben, verhält es sich bei Hexenschuss und Ischias so, dass die Ursache für die intensiven Schmerzen häufig unklar ist und die Verläufe selten linear sind. Linear bedeutet: jeden Tag ein Stückchen besser und zack wieder schmerzfrei. Ein Hexenschuss verlangt von Ihnen somit den Umgang mit einer gewissen Ungewissheit. Niemand kann eindeutig sagen, wie lange es dauern wird. Es kann sein, dass Sie nicht erfahren werden, was genau in Ihrem unteren Rücken eigentlich los war, wenn es dann mal vorbei ist.

Unsere Übungen bieten Ihnen eine Grundlage, schrittweise wieder in die Belastung zu kommen: Trauen Sie sich! Bewegung ist empfohlen – auch wenn Ihr Rücken noch Beschwerden macht. Warten Sie nicht ab, sondern werden Sie aktiv. Meist spüren Sie Ihre Beschwerden, wenn Sie mit den Übungen beginnen – das ist normal und wenn Sie »am Ball« bleiben, werden die Schmerzen weniger und Ihre Beweglichkeit wieder besser.

Übungen – warum überhaupt?

Aufklärung über Rückenschmerzen wie im ersten Teil dieses Buches und Aktivität in Form von einfachen Übungen sind meist die Schlüssel zum Erfolg – da sind sich nationale und internationale Behandlungsleitlinien einig.

Übungen in Form von Kräftigung, Dehnung, Koordination und auch Entspannungsübungen stellen, bildlich gesprochen, eine Brücke dar, um bei Hexenschuss und Ischias körperliche Belastbarkeit zurückzuerlangen. Körperliche Gewebe wie Nerven, Knochen, Muskeln, Bandscheiben usw. lieben nicht nur Bewegung und Belastung; sondern sie brauchen sie auch. Hierdurch werden diese Strukturen einfach gesagt gesund und belastbar. Sie dürfen bei einem Hexenschuss zu Beginn sicherlich einige Tage Pause machen, dann sollten Sie aber langsam und sicher wieder in Bewegung kommen – dafür sind Ihnen die Übungen eine Hilfe. Eine beruhigende Botschaft ist, dass jede Form von körperlicher Reaktivierung Ihrem Rücken guttun wird.

Wie werden Muskeln und Gelenke entlastet?

Schonhaltung und Bewegungsvermeidung verspannen unsere Muskulatur, dadurch werden auch Gelenkstrukturen vermehrt belastet. Wenn wir an einem Hexenschuss oder Ischias-Problemen leiden, dann nehmen wir aber häufig eine Schonhaltung ein und vermeiden Bewegung – dadurch kommt es zu einem Teufelskreis, den es zu durchbrechen gilt. Mobilisationsübungen und Dehnungen haben einen positiven Einfluss auf unsere verspannte und schmerzende Muskulatur. Durch die Bewegung verändert sich die Muskelspannung positiv und wir werden geschmeidiger; hieraus resultiert dann auch eine Entlastung der Gelenkstrukturen. Welche Übungen dafür geeignet sind, erfahren Sie auf den folgenden Seiten.

Wie kann die Wirbelsäule stabilisiert werden?

Die Frage nach Stabilisation der Wirbelsäule und Kräftigung der Rückenmuskulatur ist ein globales Thema. Die menschliche Wirbelsäule ist eine geniale und robuste Struktur. In Kombination mit der umgebenden Muskulatur ermöglicht sie sowohl Stabilität als auch Beweglichkeit. Somit sind auch beide Qualitäten wichtig, um eine gute Funktion der Wirbelsäule zu erreichen.

Hexenschuss und Ischias machen uns auf radikale Art bewusst, dass eine schmerzhafte Wirbelsäulenregion uns im Alltag enorm einschränken kann. Um unserem Rücken wieder vollends zu vertrauen, sind Übungen sehr unterstützend. Erstens trainieren wir durch Übungen das Muskelgewebe und machen es kräftiger, und zweitens bewegen wir die Wirbelsäule bei einfachen Mobilisationsübungen in allen Ebenen und Richtungen, für die sie gebaut ist – das entlastet die Gelenke und Bandscheiben, fördert die Durchblutung und gibt Ihnen Vertrauen zurück. Denn auch Vertrauen spielt eine wichtige Rolle, damit Sie die Wirbelsäule – wenn Sie alles hinter sich haben – wieder aus dem Kopf bekommen und sich so geschmeidig und unbedarft bewegen, wie Sie es vor Ihrer Schmerzepisode gemacht haben.

Was kann für Entspannung sorgen?

Entspannen ist nicht einfach, wenn die Hexe Sie gerade erwischt hat. Aber gerade dann ist Entspannung wichtig und ein gutes Mittel auf dem Weg zur Genesung. Entspannung ist sehr individuell, viele Dinge können dazu beitragen. Bewährt haben sich aktive Entspannungsverfahren, zum Beispiel Autogenes Training, Progressive Muskelentspannung oder Atemtherapie. Auch die bewusste und achtsame Durchführung von sanften Bewegungen wird für Entspannung sorgen.

Schmerz ist Stress – das erleben Sie gerade am eigenen Körper. Wenn wir gestresst sind, neigen wir zur Verspannung. Deshalb ist auch jede Form von Stressbewältigung, therapeutisch betrachtet, sinnvoll. Meditation oder Körperreisen können neben den schon genannten Verfahren hilfreich sein, sich zu entspannen und Stress zu reduzieren. Häufig erleben wir in unserem Berufsalltag, dass die Betroffenen Angst und Sorge haben – zwei große Treiber für Anspannung.

Wenn Sie verstehen, dass Sie nichts Schlimmes haben (auch wenn der Schmerz intensiv ist) und die Prognose sehr gut ist, dann ist das der erste Schritt in eine gute Richtung und reduziert Ihre Sorgen. Bleiben Sie zuversichtlich und übernehmen Sie von nun an die Kontrolle durch die regelmäßige Durchführung von Übungen und Entspannungsverfahren. Zusätzlich können Sie Ihre Krankenkasse (bzw. deren Website) fragen – mit größter Wahrscheinlichkeit gibt es dort ein Angebot für verschiedene Entspannungsverfahren, zum Beispiel in Form von Präventionskursen, Downloads oder auch App-basierten Anwendungen.

Was kann ich tun, um erneute Schmerzen zu vermeiden?

Ein Kochbuchrezept zur Vermeidung von erneuten Rückenschmerzen in Ihrem Leben gibt es leider nicht. Sie können aber sicher sein, dass Bewegung per se ein wichtiger Faktor ist, um Rückenschmerzen bestmöglich zu vermeiden. Die Erfahrung, die Sie mit dem Hexenschuss gesammelt haben, ist intensiv und eine solche Erfahrung ruft sich gerne mal in Erinnerung. Also arbeiten Sie aktiv daran, dass das nicht passiert, und bekommen Sie den Rücken aus dem Kopf. Das bedeutet, wenn es mal zwickt und zwackt, dann bedeutet das unter keinen Umständen, dass alles wieder von vorn losgeht (vermutlich hatten Sie das vor dem Hexenschuss auch schon hin und wieder mal). Sie müssen Ihrem Rücken wieder vertrauen!

Dafür ist es eine gute Idee, langfristig die Übungen für den Rücken fortzuführen: Finden Sie die Übungen, die Ihnen guttun, und wiederholen Sie sie im Alltag immer mal wieder. Sollten Sie vor dem Hexenschuss bzw. den Ischiasbeschwerden keinen regelmäßigen Sport gemacht haben, dann suchen Sie sich eine Sportart, die Sie von nun an regelmäßig machen – diese Empfehlung kommt sogar auch von der WHO [4]. Nutzen Sie die Chance und verändern Sie Ihr Aktivitätsniveau. Am besten finden Sie eine Sportart, die Sie schon immer machen wollten und die Ihnen Freude bereitet. Sollten Sie schon vor dieser Schmerzepisode Sport getrieben haben, dann warten Sie nicht, bis der Hexenschuss vollständig vorbei ist. Wenn Sie noch ein Drittel Restschmerz haben, können Sie losziehen und sich langsam aber sicher trauen, Ihre Sportbelastung wieder aufzunehmen. Mit großer Wahrscheinlichkeit wird es besser gehen, als Sie denken.

Sollte sich eine erneute Episode ereignen, dann sind die in diesem Buch formulierten theoretischen und praktischen Tipps und Tricks weiterhin gültig und hilfreich. Sie haben nun Wissen und Übungserfahrungen im Gepäck – das wird Ihnen helfen.

Mit den Übungen beginnen – die Basics

Ein Schema F für die Anwendung der Übungen gibt es leider nicht – das wäre klasse, aber es ist unrealistisch. Einerseits verändert sich der Schmerz bei einem Hexenschuss über die Zeit, das heißt, auch die Belastbarkeit variiert, und zum anderen braucht nicht jeder Mensch die gleiche Dosierung oder Art der Übung.

Es gibt also nicht den einen Weg – und auch Sie müssen Ihren eigenen mithilfe dieses Buches finden. Bei allen Übungen gilt, dass Sie ausprobieren dürfen, sowohl bei der Art der Übung als auch bei den Wiederholungszahlen oder den Steigerungsmöglichkeiten. Trauen Sie sich – seien Sie nicht zu vorsichtig, aber denken Sie daran, dass es mit der »Brechstange« auch nicht funktioniert.

Verschiedene Übungsphasen

Wir teilen die Übungen nach den Phasen ein, die Sie höchstwahrscheinlich durchmachen werden:

Akute Phase: Wenn der Schmerz intensiv ist, nutzen Sie die einfachen, sanften Mobilisationen, kleine Bewegungen und Atemtechniken.

Subakute Phase: Endlich – der Schmerz wird weniger und die Beweglichkeit besser. Nutzen Sie die Übungen der akuten Phase und beginnen Sie ab jetzt mit leichten Kräftigungs- und Dehnübungen.

Stabilisierungsphase: Jetzt aber los. Die Intensität darf nun hochgefahren werden, und Sie starten mit Kräftigungsübungen für den Rumpf richtig durch. Die Übungen der ersten beiden Phasen haben weiterhin Gültigkeit – wenn es Ihnen guttut.

Es gilt generell, dass die Übungen durchaus sowohl bei der Durchführung als auch anschließend den Bereich sensibilisieren dürfen, das heißt, dass es zu etwas mehr Beschwerden kommen kann, aber nicht muss! Versuchen Sie es – Sie haben die Kontrolle und bestimmen, welche der Übungen Sie in welcher Dosis nutzen wollen.

Zusätzliche Tipps und Tricks

Neben den Übungen, die wir Ihnen auf den folgenden Seiten zeigen, noch ein paar hilfreiche Tipps und Tricks, die Sie in Ihren Alltag einbauen können:

- Spazierengehen: Draußen sein (vielleicht sogar in einem Wald oder Park) tut uns Menschen gut und lenkt uns ab. Gleichzeitig tun wir dabei etwas für unser Herz-Kreislauf-System. Beachten Sie: Ein Spaziergang sollte nicht in einen Härtetest ausarten. Achten Sie darauf, was Ihnen guttut, und vertrauen Sie Ihrem Gefühl, was und wie viel Sie sich zutrauen können.
- Badewanne, Wärmflasche, Wärmepflaster und Sauna: Klassische Wärme von außen ist perfekt, um die Durchblutung in der Region Ihrer Schmerzen hochzuhalten. Entscheiden Sie sich für das, was Ihnen zur Verfügung steht und angenehm ist.
- Schwimmen: Wenn Sie eine Therme oder ein Hallenbad mit warmen Wassertemperaturen in der Nähe haben, können Sie das besuchen. Meist sind der Auftrieb des Wassers, die Wärme und der hydrostatische Druck angenehm und schenken Ihnen ein Zeitfenster, wo Hexenschuss und Ischias in den Hintergrund treten können.
- Alltagsaktivitäten: Nicht zu verachten ist der therapeutische Effekt, den die normalen, alltäglichen Tätigkeiten haben, zum Beispiel im Haushalt, im Garten, beim Hobby. Versuchen Sie, die Bewegungen weitestgehend normal auszuführen. So kann das Einräumen der Spülmaschine oder das Umpflanzen einer Blume eine Rückenübung werden, und zwar, indem Sie Ihrem Rücken vertrauen und ihn normal beanspruchen. Vergessen Sie nicht: Sie müssen aktiv werden, bevor der Hexenschuss vollständig vorbei ist. Seien Sie also mutig und nicht zu schreckhaft im Umgang mit moderatem Zwicken und Zwacken – wenn Sie dranbleiben, wird es definitiv besser.

20 Übungen, die Wunder wirken

Unsere Übungen sind in drei Phasen unterteilt, die jeweils andere Ziele verfolgen. Machen Sie sich schlau, rollen Sie die Matte aus und fangen Sie an!

Nun haben Sie das theoretische Rüstzeug und können loslegen. Dazu brauchen Sie kein eigenes Fitnessstudio zu Hause – im Gegenteil, Sie benötigen nur wenige Hilfsmittel. Für unsere Übungen ist eine Gymnastikmatte empfehlenswert. Außerdem macht es Sinn, sich für die Gymnastik in gemütliche Klamotten zu »werfen«. Darin können Sie sich besser bewegen. Außerdem bekommen Sie das Gefühl, dass Sie nun Sport machen. Das kann Sie motivieren und erfahrungsgemäß eine großartige Routine werden.

Diese kurze Vorbereitungsphase ist wichtiger, als man auf den ersten Blick denken mag. Wer sich bewusst umzieht und seine Matte ausrollt, signalisiert Körper und Geist, dass jetzt eine Phase der Achtsamkeit und aktiven Erholung beginnt. Und das Schöne daran: Je öfter Sie diese bewusste Zeit einplanen, desto mehr wird sie zur angenehmen Gewohnheit, auf die Sie sich freuen werden. Es geht nicht um Leistungssport, es geht um wohltuende Bewegung, die Ihnen langfristig hilft.

Manche der Übungen können Sie, vor allem in der akuten Phase, häufig über den Tag verteilt machen – für ein solches »Bewegungshäppchen« brauchen Sie sich natürlich nicht jedes Mal umzuziehen. Gerade wenn das Schmerzniveau noch sehr hoch ist, kann insbesondere der schmerzlindernde Effekt der einfachen Mobilisation ein Balsam sein, mit dem Sie es super über den Tag schaffen. Selbst kurze Einheiten können erstaunlich viel bewirken. Häufig reichen schon zwei, drei

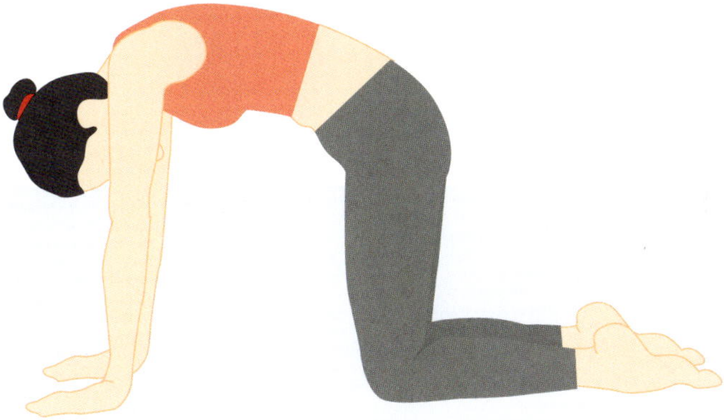

Minuten sanfter Bewegung, um eine akute Verspannung zu lösen oder das Schmerzempfinden positiv zu beeinflussen.

Einstufung der Übungen nach Intensität

Wir haben unsere Übungen in drei Phasen eingeteilt. Jede Phase verfolgt andere Ziele und enthält entsprechend unterschiedliche Übungen (siehe Übersicht Seite 62/63).

Grundsätzliche Hinweise

- Bei den Mobilisations- und Kräftigungsübungen bietet es sich an, zwischen den Sätzen eine kurze Pause von etwa 15 Sekunden zu machen. Bei den Dehnübungen können Sie direkt von einer Seite zur anderen wechseln.
- Generell können Sie alle Übungen täglich machen. Es kann sein, dass Ihnen eine Übung besonders guttut – dann machen Sie sie unbedingt häufiger als hier angegeben.

Akute Phase

In der akuten Phase wollen Sie die Muskulatur lockern, den Stoffwechsel ankurbeln, die Gelenke beweglich halten und, ganz einfach gesagt, den vom Hexenschuss betroffenen Bereich einfach mal wieder in normaler Funktion spüren. All das erreichen Sie mit den einfachen Mobilisations- und Dehnübungen. Ziel ist es nicht, Leistung zu zeigen, sondern bewusst und sanft zu bewegen. Oft merken Betroffene schon nach wenigen Wiederholungen, wie wohltuend diese Übungen sind. Die Übungen sollten keine Mutprobe und kein Härtetest sein - machen Sie es genauso wie es Ihnen guttut.

Zielsetzung:

- Stoffwechsel anregen
- Wahrnehmung verbessern
- Muskelverspannung abbauen
- Vertrauen aufbauen

Mobilisationsübungen:

- Beckenschaukel (Seite 64)
- Rotieren (Seite 66)
- Beine pendeln in Rückenlage (Seite 68)
- Päckchen (Seite 70)
- Katze-Kuh (Seite 72)
- Kobra (Seite 74)
- Atmen (Zwerchfellatmung) (Seite 76)

Wiederholungen: 10–15 Wiederholungen, 2–3 x wiederholen

Subakute Phase

In der subakuten Phase sollte die Belastung langsam zunehmen. Die Muskeln dürfen regelmäßig gedehnt und gekräftigt werden. Die Region will nun langsam aber sicher an eine regelmäßige Belastung gewöhnt werden. Sie dürfen sich wieder mehr zutrauen und sollten sich weniger schonen. Ziel ist es, Ihren Rücken zu kräftigen und für Bewegungen des Alltags belastbar zu machen. Vertrauen Sie Ihrem Rücken - er ist stabil und liebt es, bewegt zu werden.

Zielsetzung:

- Kraft steigern
- Beweglichkeit fördern
- Dehnfähigkeit erhöhen
- Stoffwechsel anregen
- Koordination verbessern

Dehnübungen:

- weiterhin die Mobilisationsübungen
- Dehnung: Rumpf (Seite 78)
- Dehnung: Hüftbeuger (Seite 80)
- Dehnung: Gesäßregion (Seite 82)
- Aushängen (Seite 84)
- Bein rüber in Rückenlage (Seite 86)
- Brücke (Seite 88)
- Bauchdiagonale (Seite 90)
- Tennisballmassage (Seite 92)

Wiederholungen: bis zu 30 Sekunden halten, 2 Wiederholungen pro Seite

Stabilisierungsphase

Wenn Ihre Symptome um 80 bis 90 Prozent reduziert sind, gibt es keinen Grund mehr für eine Schonfrist. Auch wenn zuvor schon alles erlaubt war, so ist es ab jetzt spätestens zielführend, dass Sie sich wieder richtig trauen. Finden Sie einen Weg, Ihren Rücken langfristig gesund zu halten und behalten Sie die Übungen bei. Jetzt beginnt die Phase, in der Bewegung ein fester Bestandteil Ihres Alltags wird. Was anfangs therapeutisch war, wird nun präventiv. Bauen Sie auf Ihrer Routine auf, entdecken Sie neue Bewegungsformen, die Ihnen Spaß machen. Ihr Körper hat gelernt, was ihm guttut. Nutzen Sie dieses Wissen. Langfristige Stabilität ist das Ziel.

Zielsetzung:

- Kraft steigern
- Beweglichkeit normalisieren
- Belastbarkeit wiederherstellen
- Rückfälle vermeiden

Kräftigungsübungen:

- Ihre persönlichen Best-ofs aus der akuten (Seite 62) und subakuten Phase (Seite 62)
- Crunch (Seite 94)
- Dynamischer Vierfüßlerstand (Seite 96 und Abbildung unten)
- Kniebeugen (Seite 98)
- Schattenboxen (Seite 100)
- Rückenstrecker (Seite 102)

Wiederholungen: 8–15 Wiederholungen, 2–3 x wiederholen

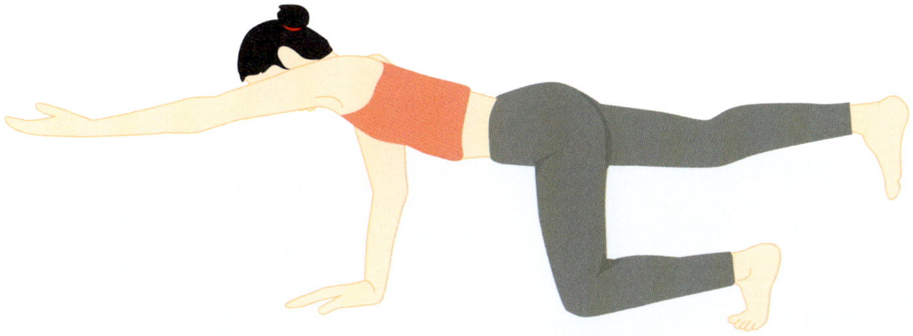

Beckenschaukel

» Alles steif und tut weh? Machen Sie Ihre Lendenwirbelsäule wieder geschmeidig und bringen Sie die gesamte Körperregion in Bewegung – kein Problem mit dieser einfachen Übung!

Ausgangsstellung: Sie befinden sich im aufrechten Sitz. Nehmen Sie Ihre Hände rechts und links an das Becken.

Ausführung: Bewegen Sie Ihren unteren Rücken in eine Beugung, das heißt, Sie lösen Ihr Hohlkreuz auf. ❶ Anschließend bewegen Sie Ihren Rücken in die Streckung, das heißt, Sie richten sich auf und machen Ihren Rücken hohl. ❷

Endposition: Die Endpositionen dieser Bewegung sind in der akuten Phase möglicherweise unangenehm. Beginnen Sie dementsprechend einfach mit kleineren Beugungen und Streckungen.

Wiederholungen: Diese Bewegung kann einen harmonisierenden Einfluss auf Ihre Beschwerden haben, sodass Sie die Übung dementsprechend häufig machen sollten. Wenn Sie die übliche Wiederholungszahl bevorzugen, dann machen Sie 2–3 × 15 Wiederholungen.

Variation: Übertragen Sie diese Übung in den Stand. Sie können sich zum Beispiel an einer Küchenzeile mit den Händen abstützen und den unteren Rücken geschmeidig in Beugung und Streckung mobilisieren. ❸ Probieren Sie aus, welche Übung Ihnen mehr Linderung verschafft.

Tipps: Die Beckenschaukel ist eine einfache Bewegung – wenn man sie kann! Am Anfang kann es etwas unrund laufen. Versuchen Sie, nicht mit Kraft zu arbeiten, und atmen Sie bei der Übungsausführung entspannt weiter. Es sollte nicht anstrengend sein.

Wirkung: Sie verbessern die Funktion der Lendenwirbelsäulenregion. Das betrifft sämtliche Strukturen, unter anderem Muskulatur, Gelenke, Bandscheiben und Nerven.

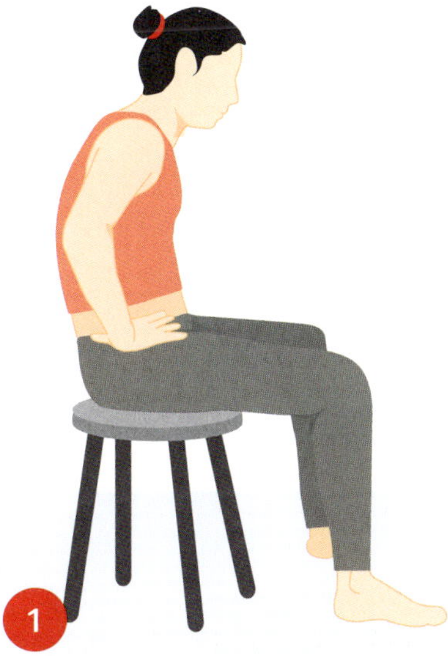

1

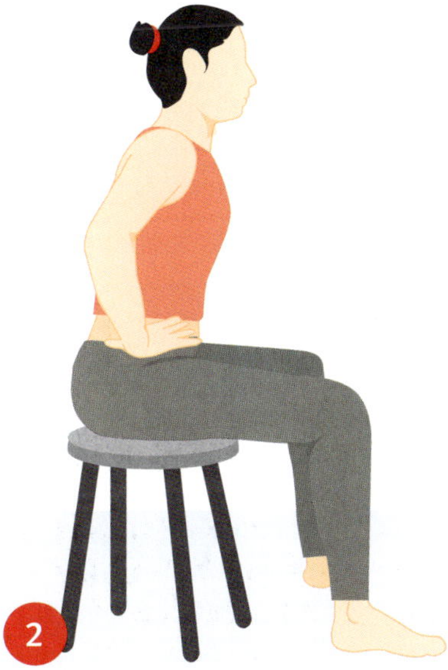

2

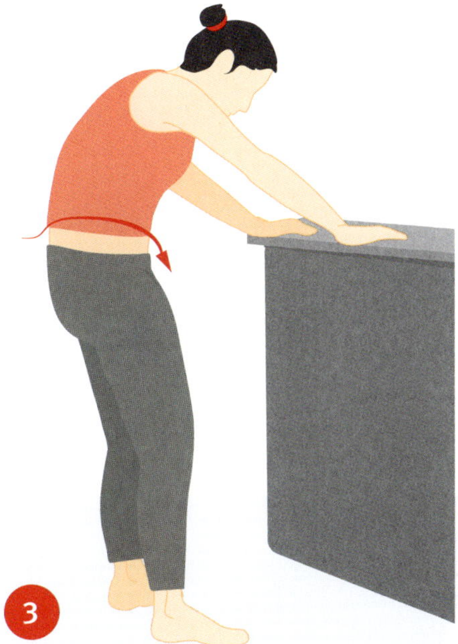

3

Rotieren

» Rotieren ist eine dynamische Bewegung, die etwas Schwung in Ihre Hüftregion bringt und eine Wonne für Ihren steifen Rücken ist – das tut so gut!

Ausgangsstellung: Sie befinden sich im aufrechten Stand. Ihre Arme hängen entspannt neben Ihrem Rumpf. Die Füße stehen hüftbreit auseinander.

Ausführung: Leiten Sie die Bewegung vom Kopf her ein, das heißt, Sie schauen nach rechts, drehen Kopf und Schultergürtel mit nach rechts, bringen beide Arme nach rechts und drehen gleichzeitig den gesamten Rumpf nach rechts. ❶ Dann wechseln Sie die Richtung und bewegen sich von rechts kommend in die Drehung nach links. Die Arme nehmen Sie jeweils schwungvoll mit. ❷

Endposition: Arbeiten Sie in dem Radius, in dem es sich gut anfühlt. Vielleicht am Anfang klein und im Laufe der Zeit dann immer größer werdend.

Wiederholungen: Diese Übung können Sie so oft machen, wie Sie mögen. Eine Richtschnur ist 2–3 × 15 Wiederholungen, d. h. 15 x nach rechts und 15 x nach links »pendeln«.

Tipps: Lassen Sie bewusst die Muskulatur des Rumpfes locker, sodass die Übung tatsächlich etwas leicht Gängiges bekommt.

Wirkung: Der Stoffwechsel in der durch den Hexenschuss verspannten Muskulatur wird angeregt.

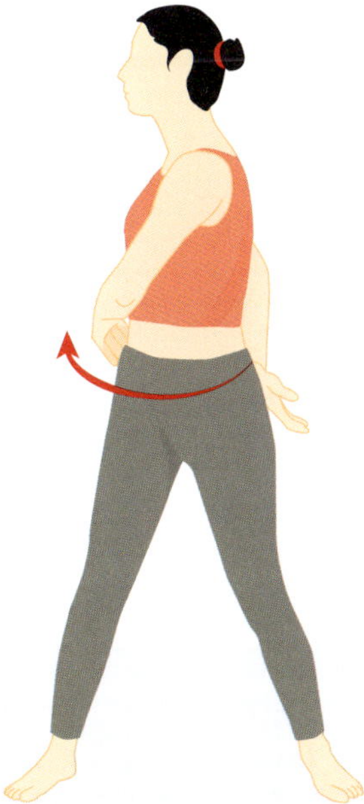

1

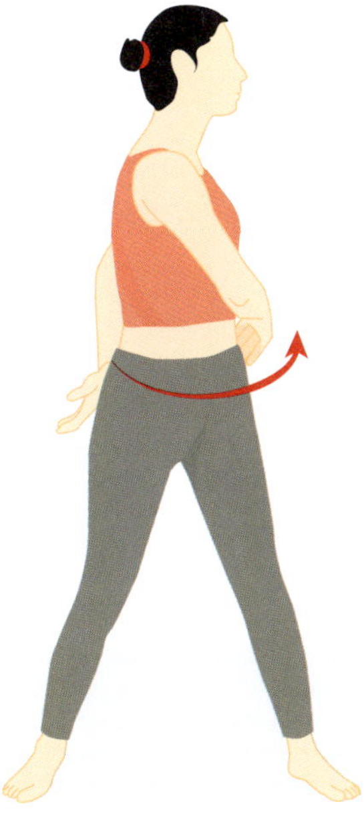

2

Beine pendeln in Rückenlage

» Mit dieser Übung können Sie die gesamte Lenden-Becken-Hüft-Region lockern – und integrieren sogar noch eine Top-Dehnung.

Ausgangsstellung: Legen Sie sich auf den Rücken, stellen Sie Ihre Beine an und breiten Sie die Arme zur Seite aus. ❶

Ausführung: Pendeln Sie die angestellten Beine von rechts nach links und von links nach rechts. Pendeln Sie jeweils nur so weit, wie es Ihnen guttut. Es kann auch sein, dass die Amplitude des Pendels zuerst klein ist, aber nach und nach größer wird. Das Becken darf sich dabei harmonisch mitbewegen und muss nicht unbedingt steif auf dem Boden fixiert sein. ❷

Endposition: Die Endposition ist sehr individuell. Pendeln Sie so weit, wie es Ihnen eine lockernde und entspannende Bewegungserfahrung bringt.

Wiederholungen: Pendeln Sie die Beine mind. 15 x zu jeder Seite und wiederholen Sie das 2 x.

Variationen:

- Wenn Sie beide Beine an einer Seite haben, versuchen Sie diese Position zu halten.
- Langsam und sicher können Sie sich noch weiter in die Dehnung begeben. Schaffen Sie es, Ihre Beine auf dem Boden abzulegen? Diese Position nennt man Dreh-Dehnlage. Wenn das geht, verweilen Sie dort wie bei einer Dehnung bis zu 30 Sekunden pro Seite.

Tipps: Diese Übung lässt sich sehr gut an die Päckchenposition (Seite 70) anschließen (in der akuten Phase). Bei anderen Übungen in Rückenlage kann sie als aktive Pause dienen.

Wirkung: Wenn Sie einen Rhythmus und Bewegungsausschlag finden, bei dem Sie keine Symptome haben, wird diese Übung Ihre Beweglichkeit verbessern, die Muskulatur entspannen und allgemein Ihr Wohlbefinden positiv beeinflussen. Sie gewinnen wieder Vertrauen in die vom Hexenschuss betroffene Region.

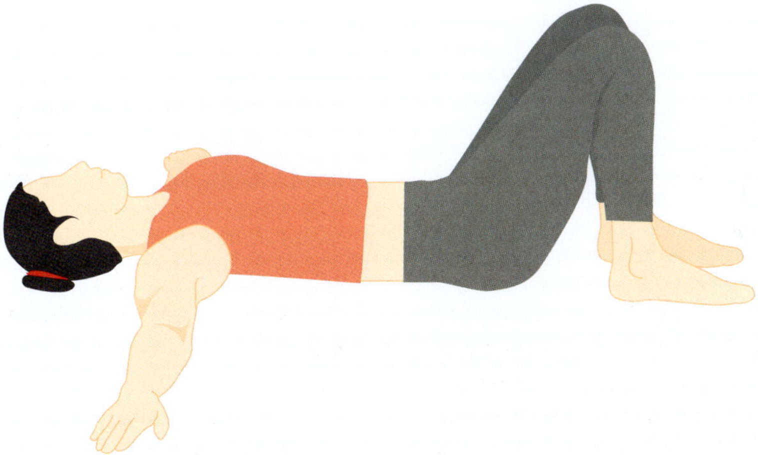

1

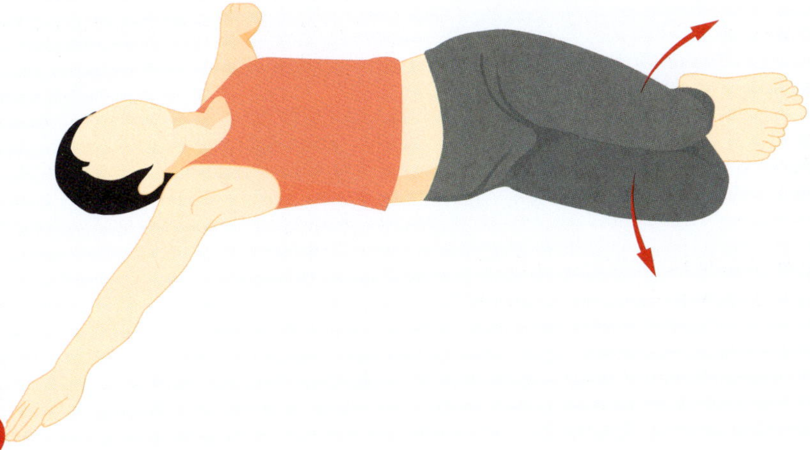

2

Päckchen

» Wenn der Rücken stark schmerzt, tut diese Übung meist richtig gut. Probieren Sie, wie weit Sie gehen können, sodass Sie eine angenehme Dehnung im unteren Rücken spüren.

Vorbereitung: Sie können vorher die Übung »Beine pendeln in Rückenlage« (Seite 68) machen.

Ausgangsstellung: Legen Sie sich auf den Rücken und stellen Sie die Beine an.

Ausführung: Ziehen Sie beide Kniegelenke in Richtung Ihres Brustkorbs. Umfassen Sie Ihre Unterschenkel, sodass sie insgesamt locker sein können. Ihre Arme machen die Arbeit! ❶

Endposition: Ziehen Sie mit der Kraft Ihrer Arme Ihre Kniegelenke noch weiter in Richtung Brustkorb, sodass Sie im Bereich des unteren Rückens eine Dehnung verspüren. Diese Position halten Sie wie bei einer normalen Dehnung bis zu 30 Sekunden. ❷

Wiederholungen: Die Übung können Sie 2–3 x hintereinander durchführen.

Variation: Wenn Sie in der Päckchenposition sind, können Sie zusätzlich noch das Kinn auf die Brust legen – dadurch werden Sie noch runder und der gesamte Rückenstrecker wird gedehnt. ❸

Tipps: Versuchen Sie, mit der Ausatmung die Kniegelenke in Richtung Schultern zu ziehen. In der Endposition atmen Sie ruhig weiter und lassen wieder locker, wenn Sie einatmen.

Wirkung: Sie bringen Bewegung in die Lendenwirbelsäulengelenke und -muskulatur.

Wichtiger Hinweis: Es kann sein, dass diese Übung nicht funktioniert und Sie dadurch Ihre typischen Symptome auslösen. Dann halten Sie die Endposition nur kurz und gestalten dadurch die Übung etwas dynamischer.

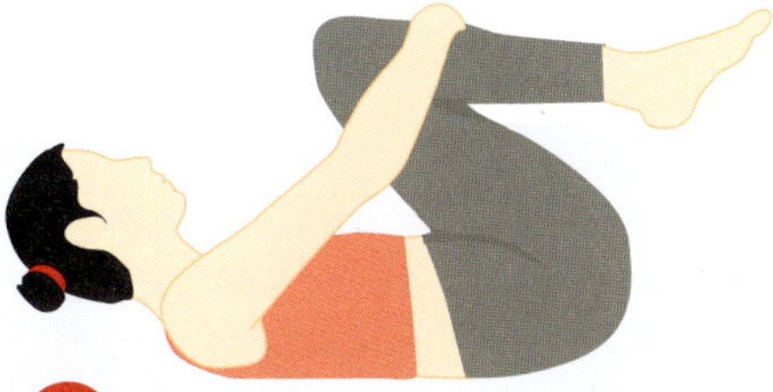

1

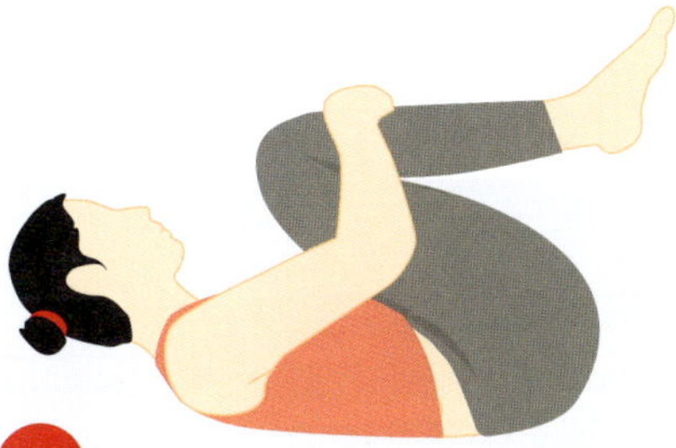

2

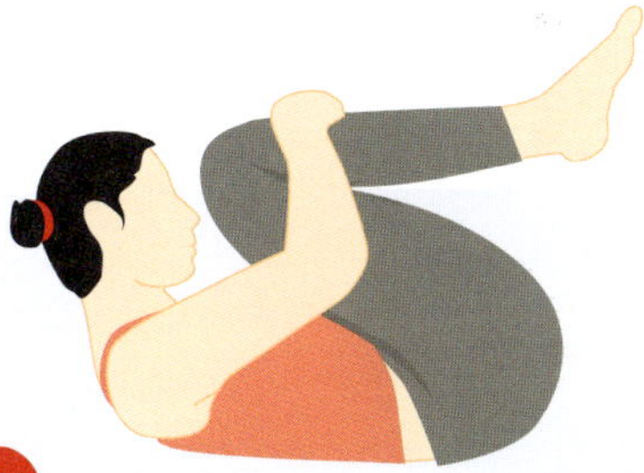

3

Katze-Kuh

» Die vermutlich bekannteste Übung aus der Rückengymnastik – und nicht ohne Grund: Der Vierfüßlerstand macht häufig trotz Beschwerden Bewegungen möglich.

Ausgangsstellung: Im Vierfüßlerstand befinden sich Ihre Handgelenke unter den Schultern und Ihre Kniegelenke unterhalb der Hüftgelenke. Machen Sie Ihren Nacken lang und schauen Sie in Richtung Boden.

Ausführung: Bewegen Sie Ihren Rücken in Richtung »Katzenbuckel«, dabei senkt sich Ihr Kopf und schaut in Richtung Kniegelenke. ❶ Anschließend lassen Sie Ihren Bauch sinken und strecken den Rücken ganz durch. Bei dieser Bewegung richten Sie Ihren Blick nach vorn. ❷

Wiederholungen: Diese Übung können Sie generell häufig machen. 2–3 × 10–15 Wiederholungen sind ein guter Start.

Variation: Die Endstellungen lassen sich in Dehnungen verwandeln, indem Sie jeweils in der Katze und der Kuh verweilen.

Tipps: Es bietet sich an, die Bewegung zwischen Katze und Kuh mit der Atmung zu kombinieren. Das beruhigt und unterstützt eine positive Bewegungserfahrung. Atmen Sie aus, wenn Sie die Katze machen, atmen Sie ein bei der Kuh. Durch Ihren Atemrhythmus können Sie auch das Tempo der Bewegungsausführung steuern.

Wirkung: Durch die sanfte Mobilisation der Wirbelsäule wird die Muskelspannung reguliert und die Beweglichkeit der kleinen Wirbelgelenke gefördert. Die entlastende Stellung in der Vierfüßlerposition erlaubt trotz Beschwerden häufig eine gute Beweglichkeit.

Wichtige Hinweise: Sollten die Beuge- und Streckbewegungen schmerzhaft sein, passen Sie die Bewegungsamplitude an. Vergrößern Sie sie nach und nach.

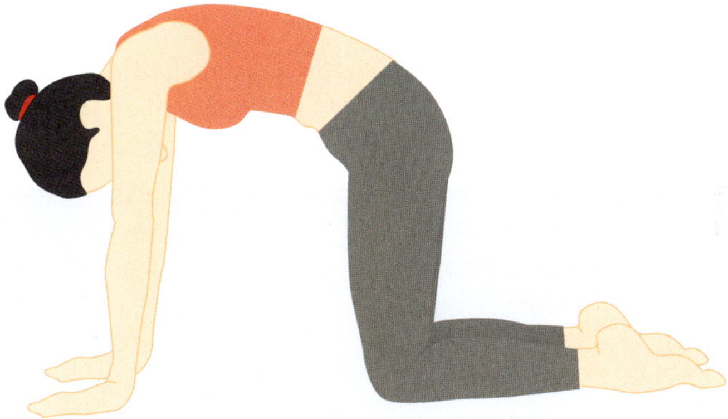

1

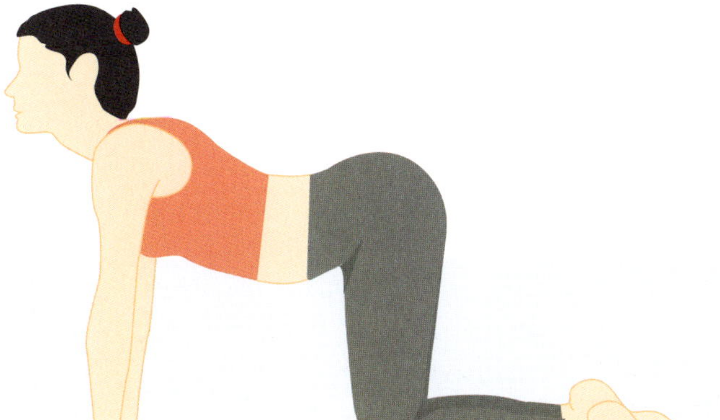

2

Kobra

» Hin und her zwischen Beugung und Streckung: »Motion is Lotion« – das heißt auf Deutsch in etwa: Bewegung ist Balsam. Tun Sie Ihrem Körper so etwas Gutes!

Ausgangsstellung: Im Vierfüßlerstand befinden sich Ihre Handgelenke unter den Schultern und Ihre Kniegelenke unterhalb der Hüftgelenke. Machen Sie Ihren Nacken lang und schauen Sie in Richtung Boden. Sie können die Zehen aufstellen. Bewegen Sie von hier Ihr Gesäß in Richtung Ihrer Fersen. Die Hände bleiben stehen. ❶

Ausführung: Bewegen Sie Ihren Oberkörper nach vorn, während Sie Ihre Beine und die Beckenregion auf der Matte bzw. dem Boden ablegen. Lassen Sie Ihr Brustbein Richtung Himmel schauen und lassen Sie die Hohlkreuzbewegung des unteren Rückens zu.

Endposition: Die Endposition sehen Sie in ❷.

Wiederholungen: 2 × 10–15 Wiederholungen. Bei dieser Übung wird das längere Halten der Endpositionen häufig als sehr wohltuend empfunden.

Variation: Sollte die Kobraposition nicht möglich sein, versuchen Sie die »Kleine Kobra«. Hierzu befinden Sie sich während der Ausführung auf den abgelegten Unterarmen. ❸

Wirkung: Die Bewegung des Rückens verbessert die Stoffwechselsituation, reguliert die Muskelspannung und erhöht die Beweglichkeit. Die Gelenke der Wirbelsäule freuen sich über die Ausschöpfung des gesamten Bewegungsumfangs.

akut

1

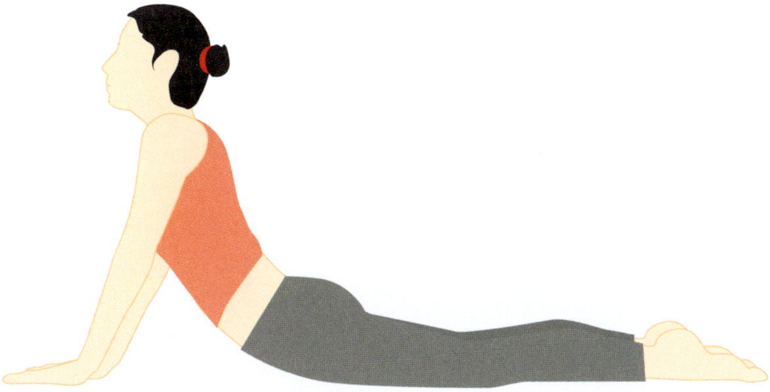

2

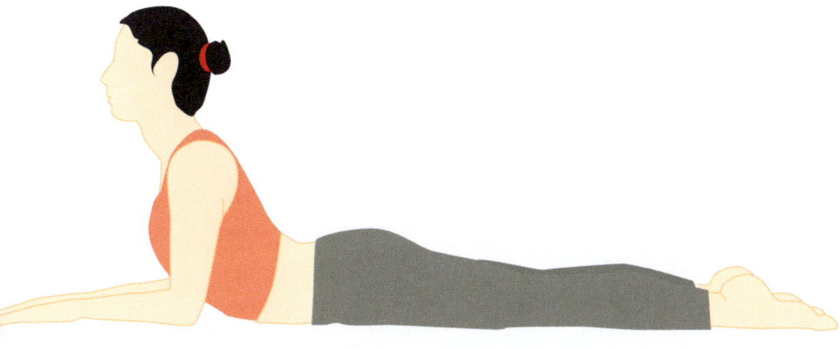

3

Atmen (Zwerchfellatmung)

» Wenn wir bewusst atmen, sind wir nicht abgelenkt, sondern befinden uns im Hier und Jetzt. Die Zwerchfellatmung ist eine Ruheatmung, die uns entspannen kann und Resilienz fördert.

Ausgangsstellung: Sie können diese Übung im Sitzen oder in Rückenlage durchführen. Die Ausgangsstellung hat keine verpflichtenden Regeln, denn die Lenkung der Atmung können Sie immer integrieren.

Vorbereitung: Bevor Sie mit der Übung beginnen, horchen Sie in sich hinein: Wo findet Ihre Atmung statt? Atmen Sie oberflächlich und hektisch oder sind Sie eher in einem entspannten Atemmodus? Fällt es Ihnen leicht durchzuatmen oder fühlt es sich eher beklemmend an?

Ausführung: Legen Sie Ihre Hände auf den Bauch und versuchen Sie, die Atmung dorthin zu lenken. Wenn Sie es gut bewerkstelligen, dann bewegen sich Ihre Hände mit der Atmung auf und ab. Blaue Pfeile zeigen die Einatmung: Der Bauch wird dick. Rote Pfeile zeigen die Ausatmung: Der Bauch wird wieder flach.

Wiederholungen: Machen Sie diese Übungen mit hoher Konzentration und lassen Sie sich Zeit dabei. Da können ruhig mal 5 Minuten vergehen.

Variation: Diese Übung können Sie, wie hier beschrieben, im Sitzen oder auf dem Rücken liegend ausführen. Sie können auch versuchen, die Zwerchfellatmung zwischendurch im Alltag zu machen. Die Hände auf dem Bauch sind nicht unbedingt nötig.

Tipps: Üben Sie diese einfache Atemlenkung regelmäßig und werden Sie ein Atmungsprofi!

Wirkung: Die Atmung bewusst zu machen und die Zwerchfellatmung zu aktivieren, ist gesundheitsförderlich und bringt uns in das Hier und Jetzt.

Wichtige Hinweise: Wenn Sie Ihren Atem in den Bauchraum lenken, atmen Sie **nicht** mehr Luft ein als sonst, sondern lenken die normalerweise eingeatmete Luft in den Bauch. Dabei wird Ihr Zwerchfell aktiviert. Wenn es nach unten wandert, bekommen Sie einen »dicken« Bauch. Wenn Sie zu viel Sauerstoff eingeatmet haben, kann Ihnen schwindelig werden. Normalisieren Sie dann die Atmung.

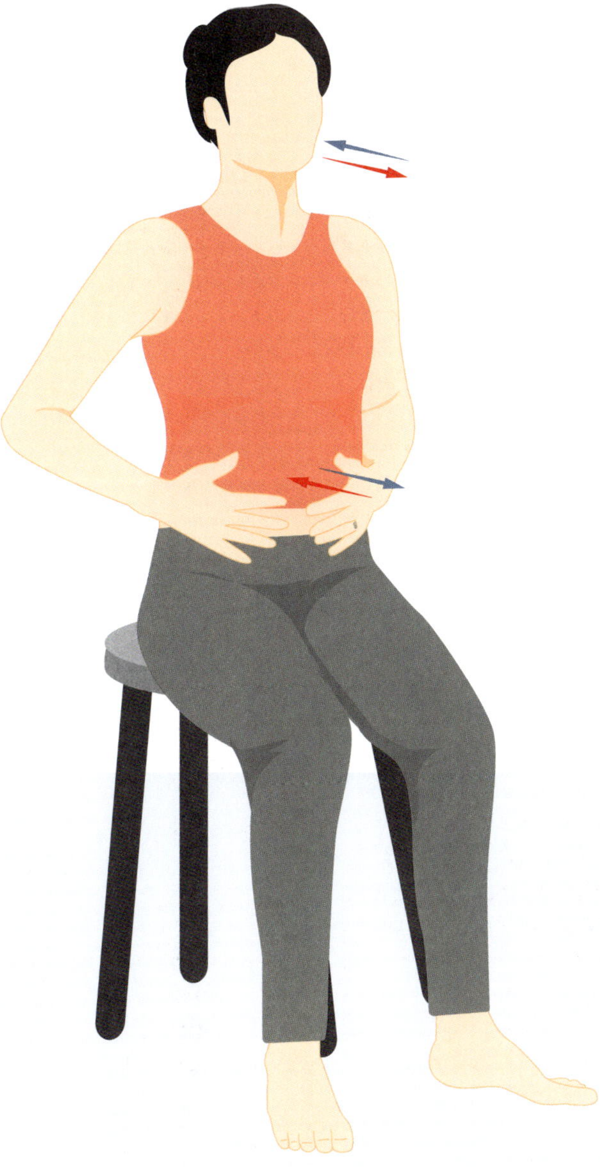

Dehnung: Rumpf

» Dehnen Sie Ihren Rumpf, indem Sie ihn einfach zur Seite neigen. Einen Extrakick erreichen Sie, indem Sie Arme und Beine dazunehmen.

Ausgangsstellung: Stellen Sie sich aufrecht hin. Hier ist die Dehnung für die linke Seite beschrieben. Strecken Sie den linken Arm über den Kopf und neigen Sie sich im Rumpf nach rechts. Bringen Sie Ihren linken Fuß auf die rechte Seite, sodass die Beine überkreuzt sind. Ihre rechte Hand platzieren Sie auf dem rechten Beckenkamm.

Ausführung: Strecken Sie Ihren linken Arm nach rechts oben – machen Sie den Arm richtig lang. Gleichzeitig geben Sie mit der rechten Hand einen sanften Druck auf das Becken und schieben dieses nach links.

Endposition: In der Endposition spüren Sie eine Dehnung im Bereich der linken Rumpfhälfte.

Wiederholungen: 2 x bis zu 30 Sekunden pro Seite, gerne länger – Ihre Rumpfmuskulatur wird es Ihnen danken.

Variation: Sollten Sie sich bei dieser Übung unsicher fühlen, können Sie sich auch mit der Beckenhand (im Beispiel die rechte) an einer Stuhllehne festhalten.

Tipps: Arbeiten Sie mit der Atmung: Beim Ausatmen gehen Sie in die Dehnung, halten diese Position bei der Einatmung, und gehen bei der nächsten Ausatmung noch ein bisschen weiter. Seien Sie sanft mit sich, aber arbeiten Sie an der Barriere, sodass die Muskulatur richtig gedehnt wird.

Wirkung: Sie verbessern die Beweglichkeit des Rumpfes. Wenn Sie die Übung erfolgreich durchführen, regulieren Sie die Spannung der Muskulatur.

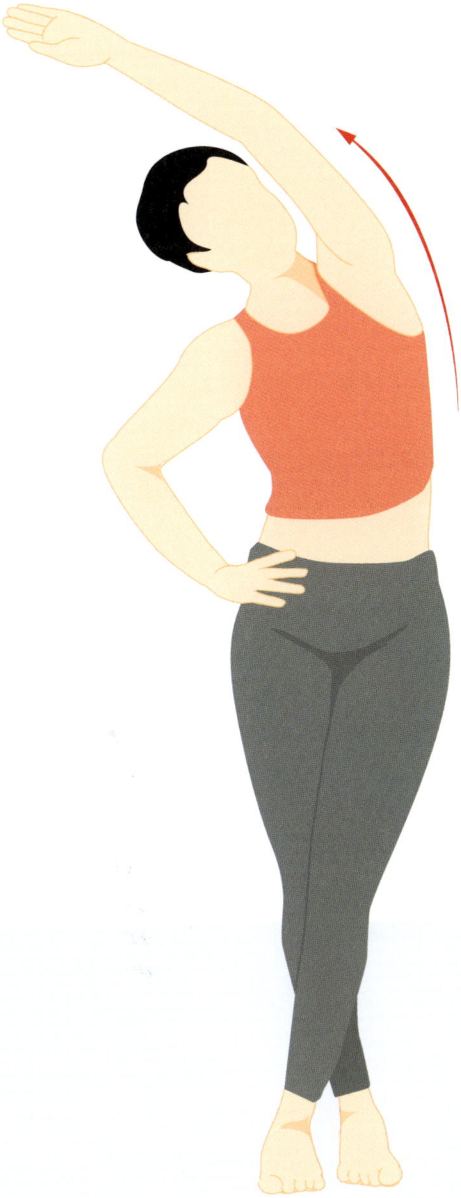

Dehnung: Hüftbeuger

» Diese Dehnung ist fantastisch, um den Druck, der durch einen verspannten Hüftbeuger im Bereich der Lendenwirbelsäule entsteht, zu reduzieren.

Vorbereitung: Wenn Sie keine Gymnastikmatte parat haben, können Sie bei dieser Dehnung einfach ein gerolltes Handtuch unter das Standknie legen.

Ausgangsstellung: Positionieren Sie sich im Kniestand des linken Knies. Der rechte Fuß ist vorn, wobei die rechte Hüfte 90° gebeugt ist. Stützen Sie sich mit den Händen auf dem rechten Oberschenkel ab. Der Oberkörper ist gerade und aufrecht. ❶

Ausführung: Schieben Sie nun das Becken nach vorn, sodass im vorderen Oberschenkel und der Leistenregion des linken Beines eine Dehnung spürbar wird. ❷

Endposition: Die Endposition ist erreicht, wenn Sie eine typische, muskuläre Dehnung im Bereich der Leisten- und Oberschenkelregion spüren.

Wiederholungen: Beginnen Sie – wie bei den anderen Dehnungen – mit 2 x bis zu 30 Sekunden pro Seite.

Tipps: Wenn Sie Ihre Endposition erreicht haben und dort in der Dehnung sind, werden Sie eine Anpassung spüren und der Zug in der Muskulatur wird weniger. Versuchen Sie dann, die Endposition zu verschieben und gehen Sie tiefer in die Dehnung.

Wirkung: Dehnungen verbessern den Stoffwechsel in der gedehnten Region und optimieren die Beweglichkeit. Der Hüftbeuger ist ein Muskel, der bei Hexenschuss und Ischiasbeschwerden gerne eine erhöhte Spannung aufweist. Mit der Dehnung können Sie diese reduzieren.

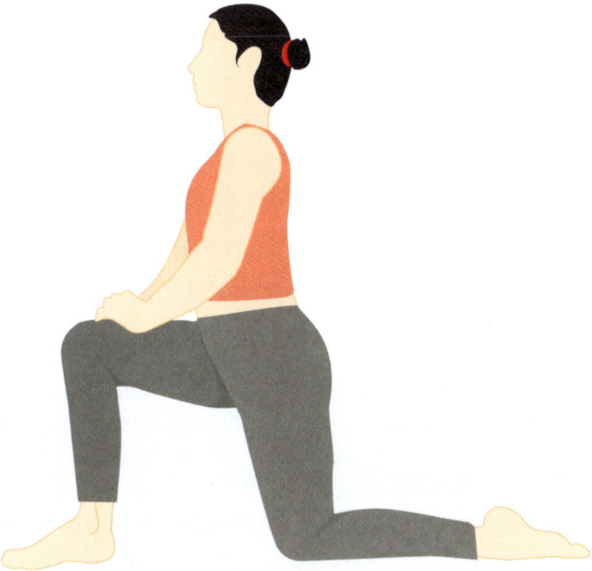

1

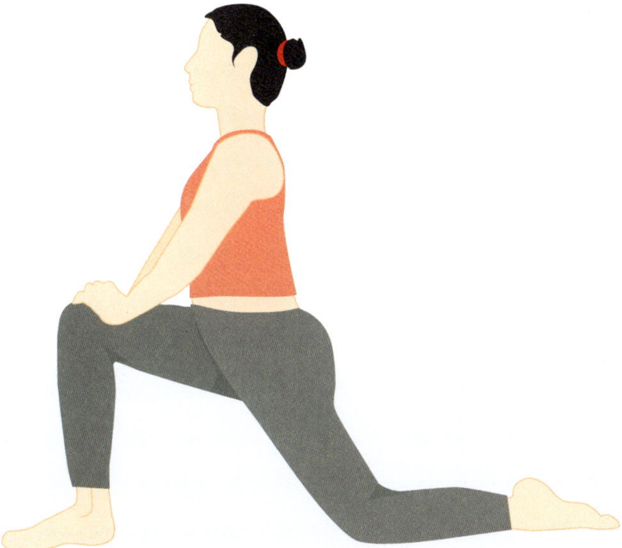

2

Dehnung: Gesäßregion

» Bei einem Hexenschuss verspannt häufig die Gesäßregion. Die Verspannung dieser Muskulatur kann den Ischiasnerv irritieren. Diese Dehnung hilft!

Ausgangsstellung: Setzen Sie sich aufrecht auf einen stabilen Hocker oder Stuhl. Legen Sie ein Bein angewinkelt auf das andere, und greifen Sie das Sprung- und Kniegelenk dieses Beins.

Ausführung: Drücken Sie das Kniegelenk mit der anderen Hand in Richtung Boden, bis Sie eine Dehnung im Gesäß spüren. ❶ Achten Sie auf die aufrechte Sitzposition und neigen Sie sich mit Ihrem geraden Oberkörper nach vorn, um die Dehnung noch zu verstärken. ❷

Endposition: In der Endposition sollten Sie eine intensive Dehnung in der Gesäßmuskulatur spüren.

Wiederholungen: Halten Sie die Dehnung 2 x für ca. 30 Sekunden pro Seite.

Tipp: Um die Zeit in der Dehnung zu überbrücken, können Sie Ihre Atemzüge zählen, dann brauchen Sie nicht auf eine Uhr zu achten.

Wirkung: Durch die Dehnung der Gesäßmuskulatur reduziert sich die dortige Spannung und das Nervensystem (Nervus ischiadicus) kann entlastet werden.

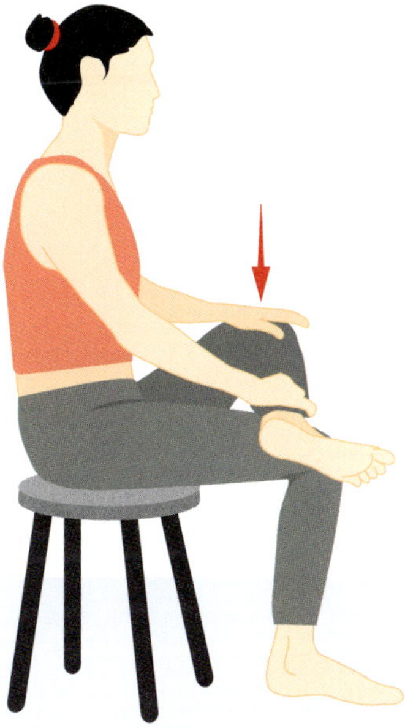

1

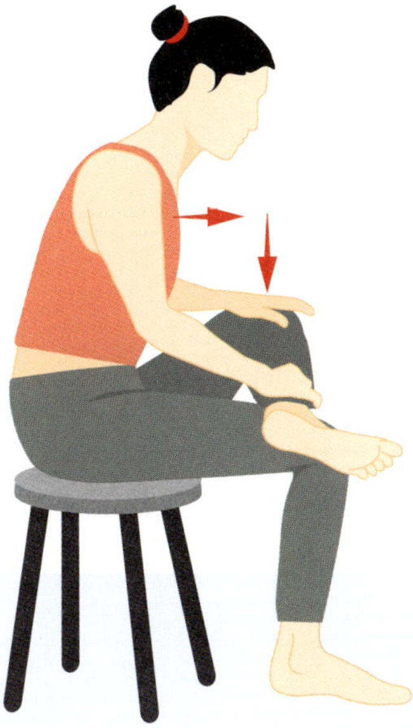

2

Aushängen – mal so richtig abhängen

» Den Rücken rund machen? Das kann massiv eingeschränkt sein. Oftmals muss die Muskulatur lernen, locker zu lassen, und dann geht es auf einmal doch. Probieren Sie es aus!

Vorbereitung: Als Warm-up können Sie die Beckenschaukel (Seite 64) machen.

Ausgangsstellung: Setzen Sie sich auf einen Hocker oder Stuhl. Die Beine sind breiter als hüftbreit auseinander. Die Arme hängen zwischen den Beinen.

Ausführung: Bewegen Sie sich mit den Fingerspitzen in Richtung des Fußbodens. Tasten Sie sich langsam ran, und bewegen Sie sich mit den nächsten Wiederholungen immer ein Stück tiefer. Aus der jeweils tiefsten Position ziehen Sie sich durch Ihre Rückenmuskulatur wieder hoch.

Endposition: Gehen Sie so weit runter, wie Sie es sich zutrauen und wie Sie das Gefühl haben, dass Ihr Rücken es gut zulässt.

Wiederholungen: Es gibt zwei Optionen: Sie führen diese Übung als Dehnung aus und halten die Endposition dementsprechend länger. Oder Sie nutzen die Übung als Mobilisation und machen 10–15 Wiederholungen.

Variation: Sie können sich auch rechts bzw. links neben Ihrem Bein nach unten beugen, d. h. Sie kombinieren die Beugung des Rückens mit einer Seitneigung.

Tipps: Bei dieser Übung dürfen Sie bei den ersten Bewegungen in die Beugung ruhig Ihre Beschwerden im Rücken wahrnehmen. Diese sollten sich dann aber reduzieren! Wenn die Symptome mehr werden oder die Beugung nicht möglich ist, dann erzwingen Sie nichts.

Wirkung: Bei einem Hexenschuss verspannt die Rückenmuskulatur bis zu einem Punkt, wo jegliche Bewegung und Belastung in der dortigen Region nicht mehr schmerzfrei möglich ist. Die bewusste und wiederholte Bewegung entspannt die Muskulatur und gibt der verspannten Region eine erholsame Pause.

Wichtige Hinweise: Oft haben Betroffene eine bevorzugte Bewegungsrichtung. Häufig ist es die Beugung oder die Streckung. Wenn Sie feststellen, dass Ihnen dieses »Hängenlassen« guttut, dann machen Sie ruhig alle zwei Stunden 15 Wiederholungen, denn dann scheint es Ihre Richtung zu sein.

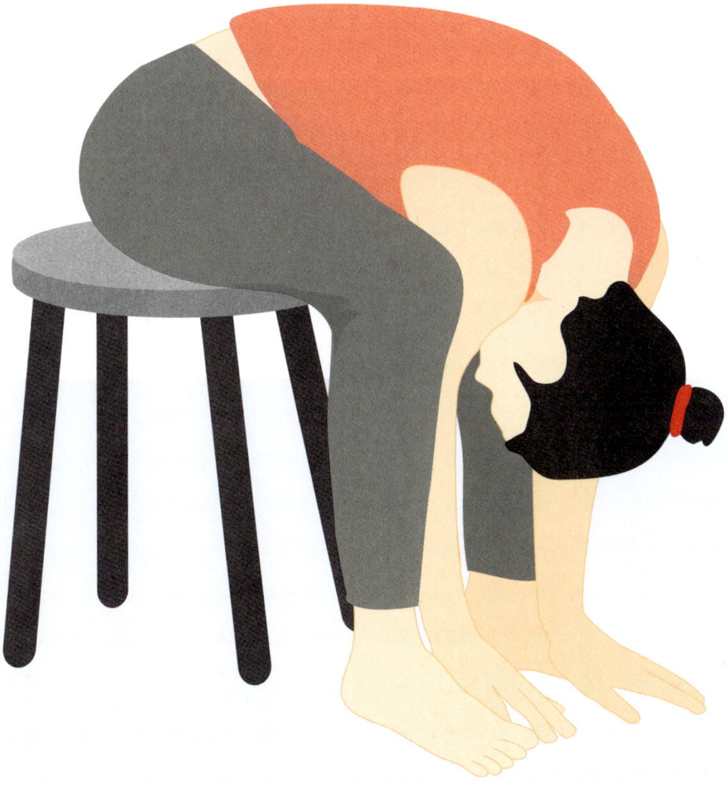

Bein rüber in Rückenlage

» Wie bei der Chiropraktik nur ohne Ruck und Zuck – eine sanfte Mobilisation für zu Hause. Die Übung ist klasse und Sie können alles aus Ihrem Rücken rausholen.

Ausgangsstellung: Sie liegen in Rückenlage. Heben Sie das rechte Bein an und bringen Sie die linke Hand an das rechte Knie. Der rechte Arm liegt locker auf der Matte neben Ihrem Körper. ❶

Ausführung: Führen Sie das rechte Bein nach links rüber. ❷

Endposition: Führen Sie das rechte Knie so weit nach links, wie es ohne Probleme möglich ist. Wenn es klappt, legen Sie das Knie auf dem Boden ab.

Wiederholungen: 2 x bis ca. 30 Sekunden pro Seite

Tipps: Wenn Sie das Knie greifen und auf die andere Seite führen, kommen viele verschiedene Strukturen auf Dehnung und Zug. Vertrauen Sie der Bewegung – sie tut Ihrem Rücken gut.

Wirkung: Sie mobilisieren die Gelenke der Lendenwirbelsäule und dehnen die umliegende Muskulatur. Hierdurch wird sich die Region freier anfühlen und sich besser bewegen.

Wichtige Hinweise: Arbeiten Sie sanft! Es ist kein Härtetest.

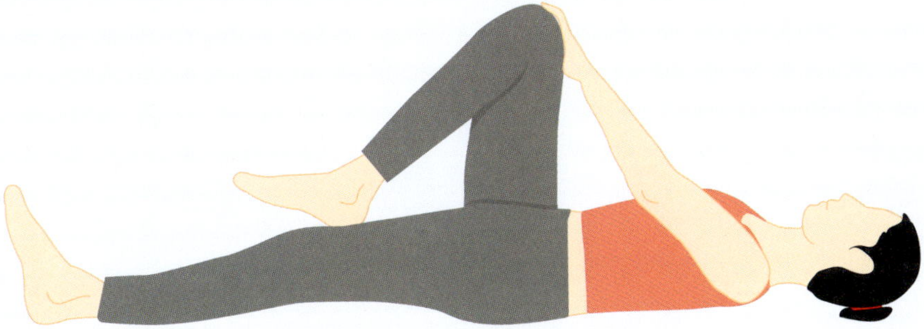

1

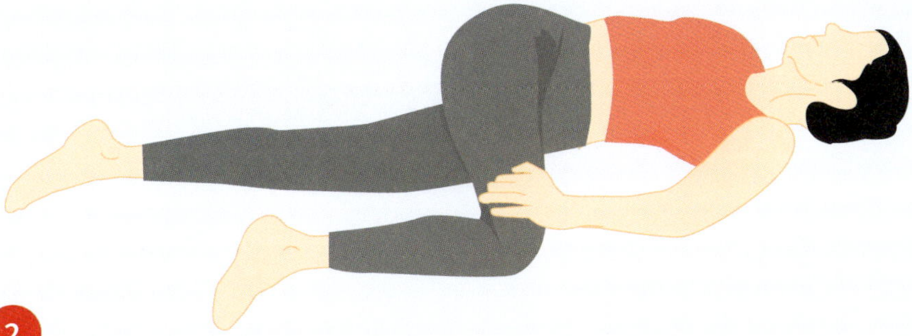

2

Brücke

» Alles auf einmal – mit dieser Übung aktivieren Sie die gesamte hintere Muskelkette: Rücken, Gesäß, Beinrückseite. Halten Sie die Brücke schön stabil, dann profitieren Sie richtig!

Ausgangsstellung: Sie liegen auf dem Rücken, die Füße sind angestellt. Die Kniegelenke sind ca. 90° gebeugt, die Arme liegen neben Ihrem Körper. ❶

Ausführung: Heben Sie Ihr Gesäß an und strecken Sie die Hüftgelenke. ❷ Halten Sie die Endposition für ca. 2 Sekunden.

Wiederholungen: 2–3 × 15 Wiederholungen

Variation: Zur Steigerung der Übung können Sie in der gehaltenen Endposition im Wechsel einen Fuß kurz (etwa 2 Sekunden) anheben. Dabei darf sich Ihr Becken nicht absenken!

Wirkung: Sie trainieren die Muskulatur des unteren Rückens und die Gesäßmuskulatur.

Wichtige Hinweise: Die Effektivität der Übung steht und fällt mit der Endposition: Achten Sie stets darauf, dass Sie die Hüfte vollständig durchdrücken.

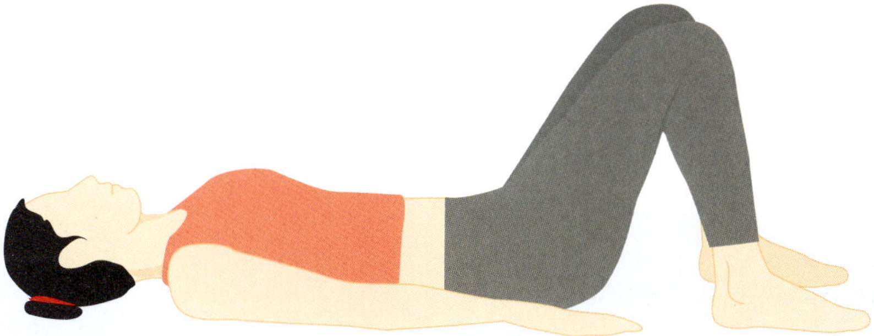

1

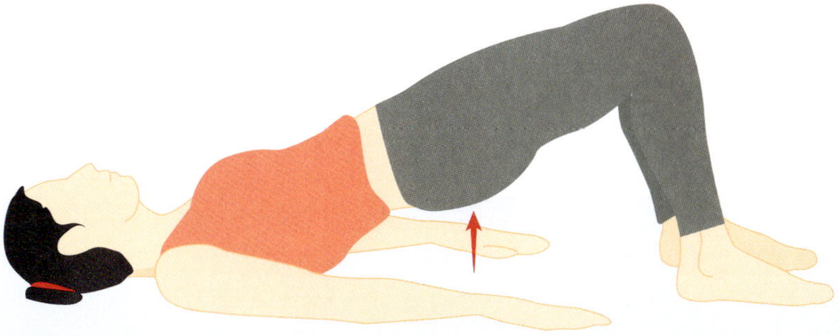

2

Bauchdiagonale

» Eine kräftige Bauchmuskultur ist die Rettung für den Rücken! Naja, ganz so einfach ist es nicht. Aber eine gut funktionierende Bauchmuskulatur entlastet Ihren Rücken auf jeden Fall.

Ausgangsstellung: Legen Sie sich auf dem Rücken auf Ihre Gymnastikmatte. Die Füße sind angestellt und die Kniegelenke ungefähr um 90° gebeugt. Bringen Sie die rechte Hand und das linke Knie zusammen.

Ausführung: Bauen Sie zwischen Hand und Knie Druck auf und halten Sie diesen für 3–5 Sekunden. ❶ Wechseln Sie die Seite und gehen Sie genauso vor.

Wiederholungen: 2 × 10–15 Wiederholungen

Variation: Sie können die Übung steigern, indem Sie die Hände an die Schläfen nehmen und sich dann mit dem rechten Ellenbogen dem linken Knie annähern und umgekehrt. Bei dieser Variante arbeiten Sie dynamisch, d. h. Sie kommen mit der Ausatmung hoch und gehen mit der Einatmung zurück und wechseln (ohne Pause) die Seite. Die Füße bleiben die ganze Zeit am Boden. ❷

Tipp: Versuchen Sie, in der Anspannung auszuatmen.

Wirkung: Durch diese Übung erreichen Sie vor allem eine bessere Kraft und muskuläre Koordination in der Bauchmuskulatur.

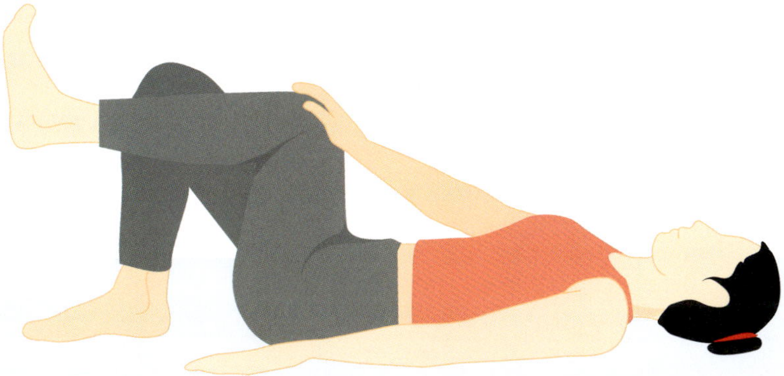

1

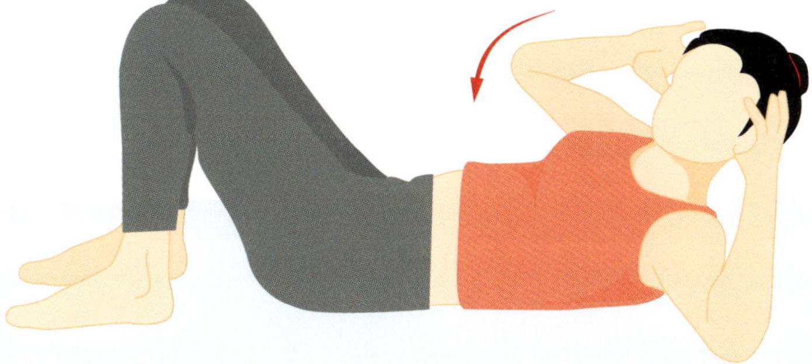

2

Tennisballmassage

» Gönnen Sie sich eine schmerzlindernde Druckpunktmassage mit einem Tennisball. Dazu brauchen Sie nur eine Wand – und los geht's!

Ausgangsstellung: Sie stehen mit dem Rücken zur Wand und platzieren den Tennisball (oder einen Faszienball) zwischen Ihrem Rücken und der Wand, sodass Sie durch Gewichtsverlagerung den Druck erhöhen können. Die Arme verschränken Sie vor der Brust.

Ausführung: Wenn der Ball in der richtigen Position ist, erhöhen Sie den Druck.

Endposition: Sie bestimmen selbst, wie intensiv Sie den Druck tolerieren wollen.

Wiederholungen: Die Druckpunktbehandlung können Sie 30–60 Sekunden halten.

Variationen:

- Diese Druckpunktbehandlung können Sie überall am Körper machen. Bei Hexenschuss und Ischias zeigt die Erfahrung, dass der Rückenstrecker ❶ und die Gesäßregion ❷ am ehesten unangenehm verspannt sind.
- Sie können sich aber auch auf den Rücken legen und dort die gleiche Behandlung durchführen. Machen Sie die Brücke (Seite 88). Wenn Sie mit dem Gesäß in der Brücke sind, platzieren Sie den Ball im Bereich der verspannten Muskulatur und senken sich langsam wieder ab, sodass sie den Druck Ihres Körpers auf den Ball dosieren können. ❸

Tipps: Beginnen Sie mit moderatem Druck. Wenn es Ihnen guttut, versuchen Sie, den Druck schrittweise länger zu halten, mehr Punkte zu behandeln und den Druck zu erhöhen.

Wirkung: Verspannte Muskeln können für anhaltende Beschwerden mitverantwortlich sein. Mit dieser einfachen Eigenmassage können Sie die Muskulatur durch eine Durchblutungsverbesserung entspannen.

Wichtige Hinweise: Vermeiden Sie Taubheitsgefühle im Bein. Seien Sie vorsichtig, wenn Sie blutverdünnende Medikamente einnehmen müssen.

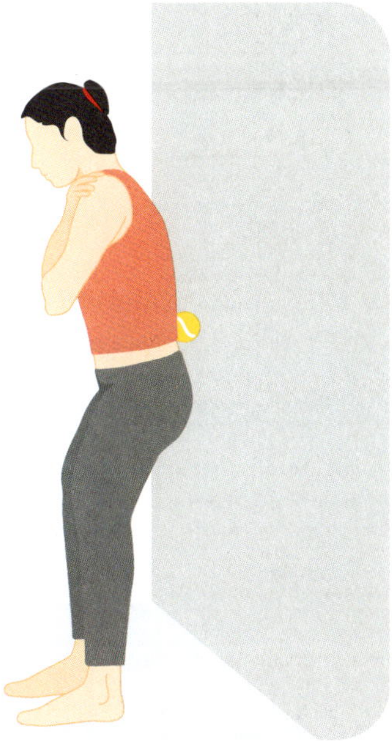

1

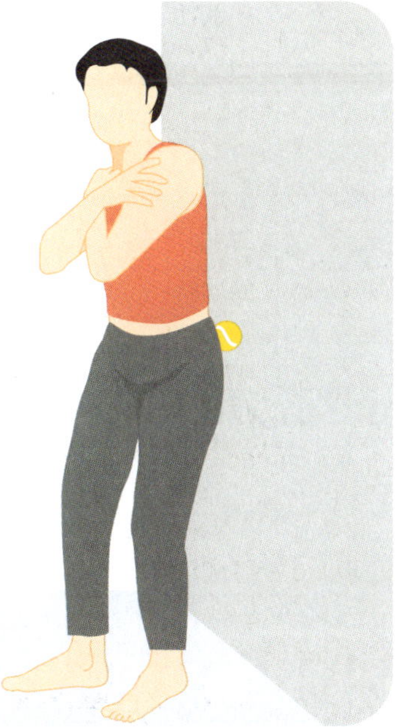

2

subakut

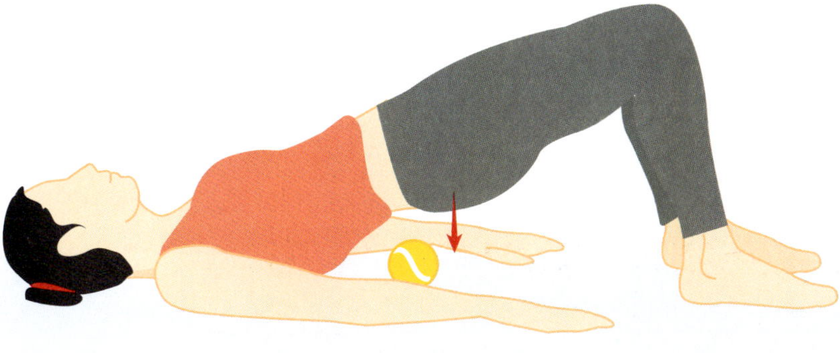

3

Crunch

» Ein kräftiger Bauch sieht nicht nur gut aus, sondern ist auch gesund für den Rücken. Deshalb: Fangen Sie an mit dem Bauchmuskeltraining!

Ausgangsstellung: Legen Sie sich auf den Rücken auf Ihre Gymnastikmatte. Stellen Sie die Füße auf und positionieren Sie beide Arme neben dem Rumpf, parallel zum Boden, mit den Handflächen zum Körper. ❶

Ausführung: Kommen Sie nun mit dem Kopf hoch und rollen Sie die Wirbelsäule – Wirbel für Wirbel – vom Nacken kommend auf. Dabei verstärkt sich der Druck Ihres unteren Rückens auf dem Boden. Atmen Sie beim Hochkommen aus (und auf dem Rückweg wieder ein!). ❷

Endposition Kommen Sie so hoch, wie es geht.

Wiederholungen: 2–3 × 15 Wiederholung. Es kann sein, dass das zu Beginn zu viel ist. Machen Sie dann aber mindestens so viele, dass es anstrengend ist.

Variation: Sie können die Arme auch vor der Brust verschränken. ❸

Tipps: Arbeiten Sie mit der Atmung – dann haben Sie ein gutes Tempo und sind sicher, dass Sie die Luft nicht anhalten.

Wirkung: Sie kräftigen die Bauchmuskulatur.

Wichtige Hinweise: Zu Beginn kann es bei dieser Übung sein, dass Ihnen Ihr Kopf sehr schwer vorkommt. Das ist normal und wird mit der Zeit besser. Versuchen Sie, Ihr Kinn bei der Übung auf dem Brustbein zu halten – dadurch wird es meist etwas angenehmer.

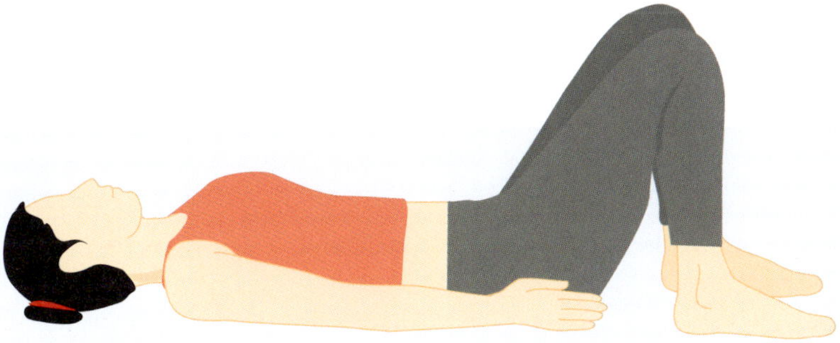

1

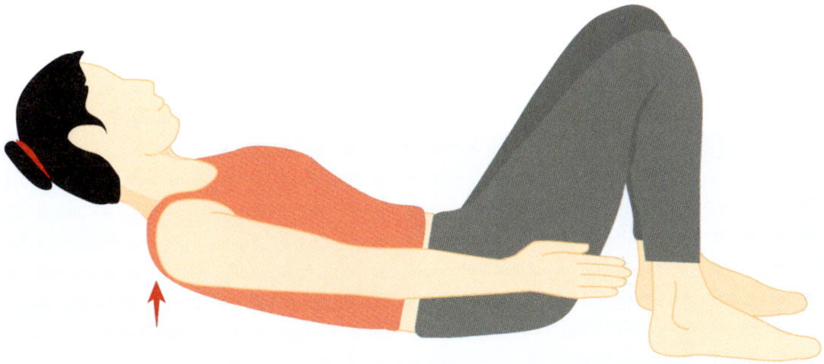

2

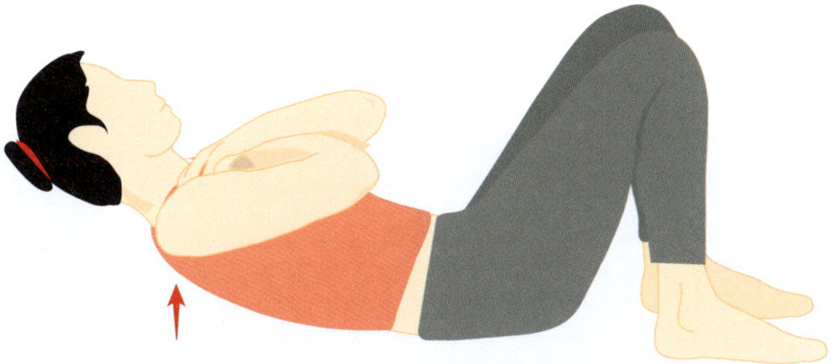

3

Dynamischer Vierfüßlerstand

» Hatten Sie schon mal Physiotherapie? Dann erinnern Sie sich bestimmt an diese Übung – der absolute Klassiker.

Vorbereitung: Wenn Sie die Katze-Kuh-Übung (Seite 72) gut finden, können Sie diese beiden Übungen wunderbar kombinieren.

Ausgangsstellung: Im Vierfüßlerstand befinden sich Ihre Handgelenke unter den Schultern und Ihre Kniegelenke unterhalb der Hüftgelenke. Machen Sie Ihren Nacken lang und schauen Sie in Richtung Boden. Die Zehen sind aufgestellt. ❶

Ausführung: Strecken Sie den linken Arm horizontal nach vorn und das rechte Bein horizontal nach hinten. Halten Sie diese Position für ca. 3 Sekunden. Dann wechseln Sie die Seiten. ❷

Endposition: Versuchen Sie, mit dem Rücken, dem Arm und dem Bein eine schöne Horizontale einzustellen!

Wiederholungen: 2–3 × 10–15 Wiederholungen

Variation: Es kann sein, dass die Kombination von Arm und Bein zu Beginn zu viel ist. Sollte das der Fall sein, können Sie auch erstmal nur mit dem Arm beginnen. Denken Sie aber dran, zeitnah zu steigern und auch das Bein dazuzunehmen.

Tipps: Versuchen Sie, bis zur Einnahme der Endposition auszuatmen. Wenn Sie Arm und Bein wieder hinunterbewegen, atmen Sie wieder ein. So bekommen Sie auch einen schönen, harmonischen Rhythmus für die Durchführung der Übung.

Wirkung: Sie verbessern die Kraft der Rückenmuskulatur. Gleichzeitig trainiert sich auch die muskuläre Koordination.

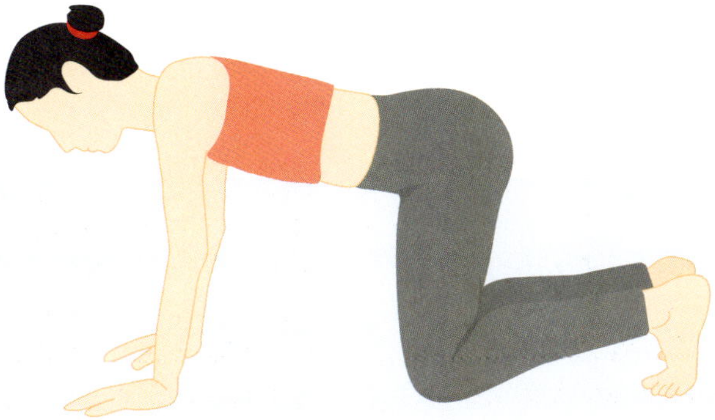

1

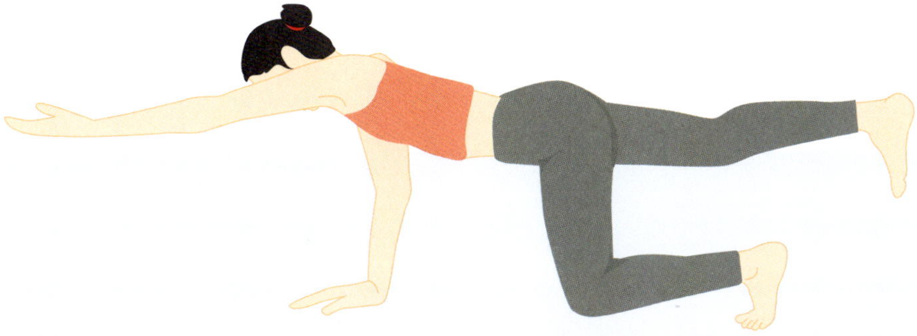

2

Kniebeugen

» Kniebeugen kennen Sie bestimmt von früher. Was damals gut funktioniert hat, funktioniert auch heute noch. Und zusätzlich zum Rücken trainieren Sie auch noch Ihre Beinmuskeln.

Ausgangsstellung: Setzen Sie sich auf einen Hocker. Strecken Sie beide Arme gerade nach vorn. ❶

Ausführung: Stehen Sie vollständig auf und halten Sie dabei die Arme gestreckt. ❷ Dann kommen Sie mit Ihrem Gesäß wieder in Richtung Hocker. Berühren Sie diesen nur leicht und kommen Sie direkt wieder hoch.

Wiederholungen: Setzten Sie sich zwischen den Wiederholungen **nicht** hin! Wenn Sie 2–3 × 15 Wiederholungen schaffen, ist das eine klasse Leistung!

Variation: Lassen Sie den Hocker weg. Zur Steigerung der Intensität können Sie sich einen Rucksack mit Gewicht aufsetzen.

Tipp: Atmen Sie bei der Übung weiter: beim Hochkommen ausatmen und beim Zurückkommen einatmen.

Wirkung: Bei dieser Übung werden viele Muskeln aktiviert und gekräftigt. Durch das Training dieser Muskulatur wird neben Ihrem Rücken auch die gesamte Beinmuskulatur gestärkt.

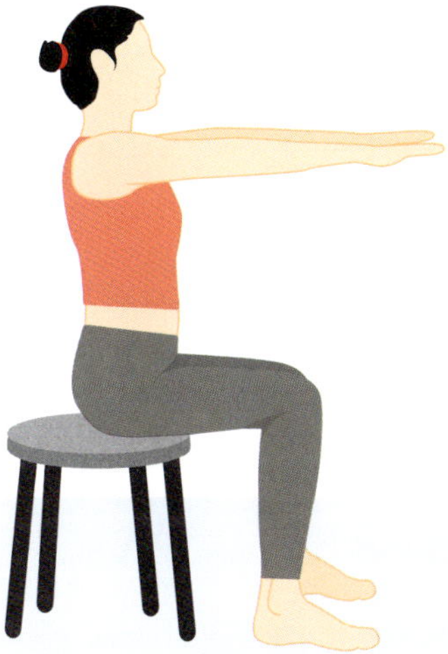

1

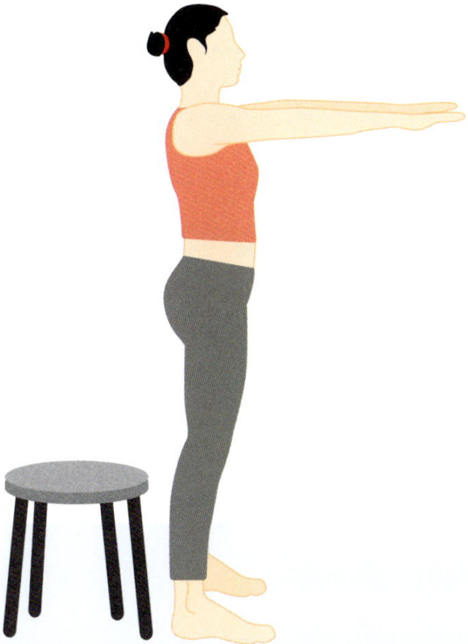

2

Schattenboxen

» Treten Sie gegen einen unsichtbaren Gegner an und boxen Sie einfach drauf los. So bauen Sie Spannungen ab – nicht nur im Rücken, sondern auch im Kopf.

Vorbereitung: Wenn Ihnen diese Übung zusagt und Sie sie als hilfreich erachten, machen Sie vorher eine Minute den Schultergürtel etwas locker, indem Sie beide Schultern nach hinten kreisen lassen. Dann pendeln Sie schwungvoll die Arme entgegengesetzt vor und zurück.

Ausgangsstellung: Sie stehen locker in den Kniegelenken. Ein Fuß steht vorn und die Ellenbogen sind gebeugt. Die Hände sind zu Fäusten geformt, ohne dabei zu verspannen. ❶

Ausführung:
Stellen Sie sich nun einen imaginären Sandsack vor und legen Sie los. Da Sie keine Profikarriere planen, gibt es auch nichts falsch zu machen. Boxen Sie so, dass sich bei der Ellenbogenstreckung die Daumen nach innen drehen. ❷ Wechseln Sie, wie Sie wollen, zum Beispiel rechts/links im Wechsel oder links/links/rechts usw.

Vergessen Sie nicht, auch mal auszuweichen ❸ – Sie kämpfen zwar nur gegen einen imaginären Gegner. Aber stellen Sie sich einfach vor, wie dieser auch mal zulangen will!

Endposition: In der Endposition ist der Ellenbogen des Schlagarmes endgradig gestreckt und die Faust ist nach innen gedreht, d.h. der Handrücken ist nach oben gerichtet.

Wiederholungen: Bewegen Sie sich gerne lange mit dieser Boxübung. Wir schlagen 5 Minuten vor; es gibt aber keine klare Dosierung wie bei den anderen Übungen.

Variation: Werden Sie schneller und bewegen Sie sich mehr. Lassen Sie Ihrer Fantasie freien Lauf. Stellen Sie sich vor, wie Sie boxend um den Sandsack herumtänzeln.

Tipp: Tasten Sie sich langsam ran, aber werden Sie mit den Schlägen mit der Zeit schneller und intensiver.

Wirkung: Die Boxbewegungen sind ein perfektes Training für die stabilisierende Muskulatur der Wirbelsäule.

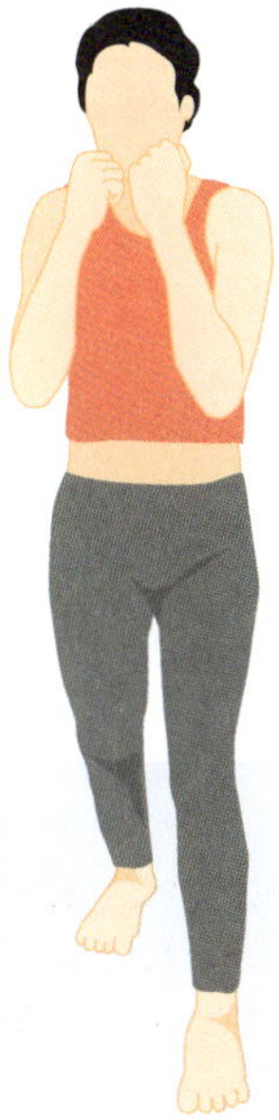

1

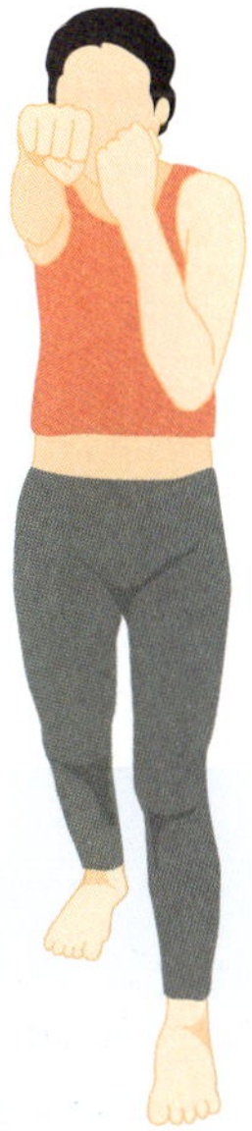

2

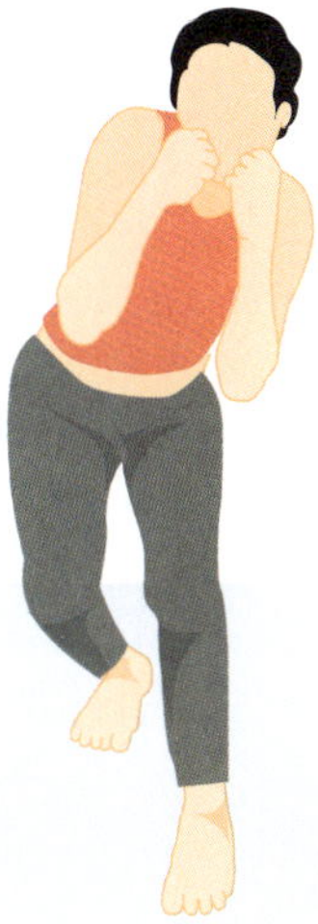

3

Rückenstrecker

» Jetzt kommt noch was für Superman und Superwoman! Dieser Rückenstrecker ist richtig ausgeführt wirklich anstrengend – aber tut auch unglaublich gut.

Ausgangsstellung: Legen Sie sich auf den Bauch. Beide Arme liegen neben dem Rumpf auf der Gymnastikmatte. Halten Sie Ihren Kopf mit langem Nacken in der Luft, während die Augen Richtung Matte gerichtet sind. Ihre Zehen stellen Sie auf. ❶

Ausführung: Heben Sie beide Arme vollständig ab und ziehen Sie sie durch die Kraft des unteren Rückens hoch, d. h. Sie verstärken Ihr Hohlkreuz. ❷ Ziehen Sie sich langsam hoch (so hoch Sie können) und lassen Sie sich langsam wieder herab, legen Sie sich aber nicht vollständig ab.

Endposition: Ziehen Sie sich so weit hoch, wie Sie können und es Ihre Beschwerden es zulassen.

Wiederholungen: 2 × 10–15 Wiederholungen

Variationen:

- Sie können die Arme auch nach vorn strecken. Durch diese Hebelverlängerung wird die Übung wesentlich anstrengender.
- Als zusätzliche Steigerung können Sie Ihre Beine noch mitanheben. ❸

Tipp: Eine Top-Übung, um den Rücken zu stärken und die dortige Muskulatur zu trainieren. Arbeiten Sie bei dieser Übung in langsamem Tempo.

Wirkung: Die Übung trainiert den Rückenstrecker-Muskel. Da es sich bei dieser Übung schon um einen richtigen Trainingsinput handelt, kann es sein, dass Sie zu Beginn Muskelkater bekommen. Bleiben Sie motiviert und begrüßen Sie den Muskelkater – er ist immer ein Zeichen dafür, dass Sie die Muskulatur richtig gefordert haben.

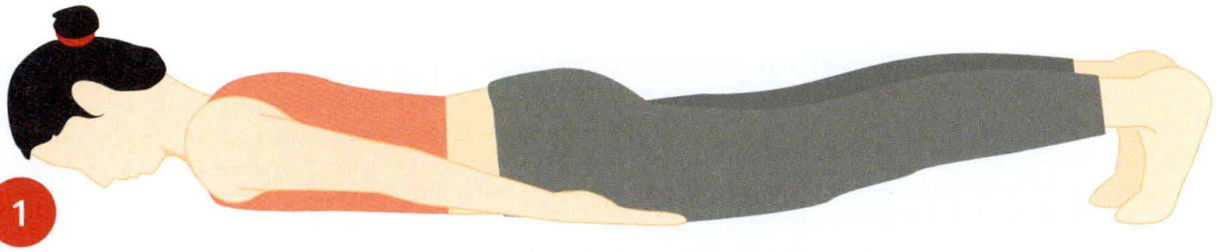

1

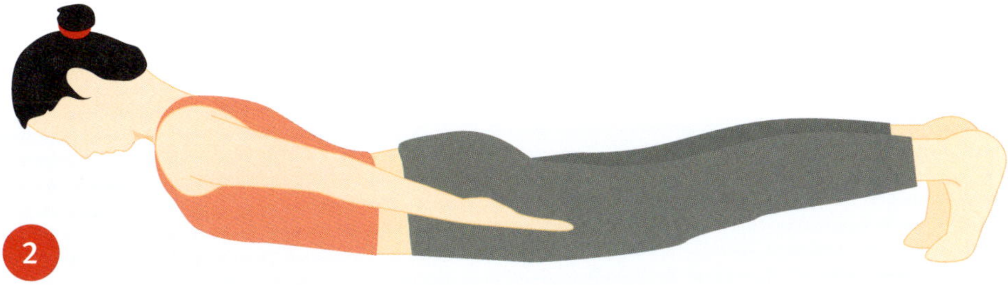

2

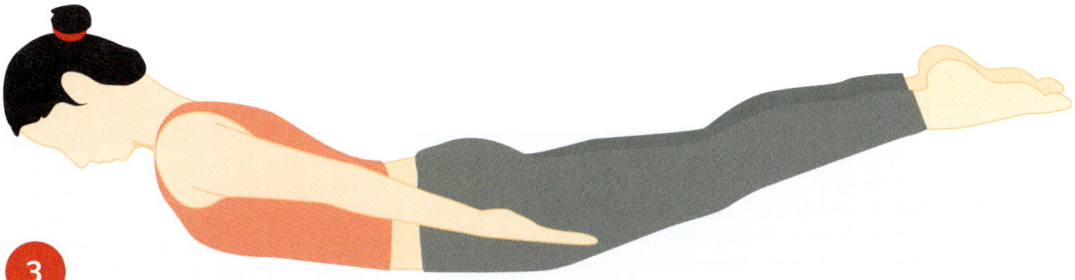

3

Literatur

[1] J NVL-Programm von BÄK, KBV, AWMF. S3-Leitlinie Nationale VersorgungsLeitlinie Kreuzschmerz, 2017. register.awmf.org/de/leitlinien/detail/nvl-007 (Stand 21.05.2025)

[2] Deutsche Gesellschaft für Orthopädie und Unfallchirurgie. S2k-Leitlinie Spezifischer Kreuzschmerz, 2017. Verfügbar unter: register.awmf.org/de/leitlinien/detail/187–059 (Stand 21.05.2025)

[3] Klessinger S, Wiechert K, Deutsche Wirbelsäulengesellschaft. S3-Leitlinie Radiofrequenz-Denervation der Facettengelenke und des ISG. Version 01, 2023. Verfügbar unter: register.awmf.org/de/leitlinien/detail/151–004 (Stand 21.05.2025)

[4] WHO. WHO guidelines on physical activity and sedentary behaviour. Guideline. 25 November 2020. Verfügbar unter: www.who.int/publications/i/item/9789240015128 (Stand 21.05.2025)

Stichwortverzeichnis

Empfehlungen der Autoren

Videos

www.youtube.com/@madymorrison
YouTube-Kanal mit mehreren Millionen Followern, sehr berühmt und zu empfehlen. Schauen Sie einfach nach »Rückenbeweglichkeit« oder »Rückenentspannung«.

www.youtube.com/watch?v=1EWMEPg8ZQk
Eine Runde Entspannung gefällig? Diese Anleitung ist gut und findet im Sitzen statt.

Es gibt aber auch viele weitere Möglichkeiten, sich bei YouTube zur aktiven Entspannung anleiten zu lassen.

www.youtube.com/watch?v=C_3phB93rvI
Ein »Must See« zum Thema Schmerz (in englischer Sprache).

www.youtube.com/@GabiFastner
Sehr sortiert und ordentlich gemacht. Viele Betroffene finden diesen Kanal richtig gut.

Internetseiten

www.schmerzgesellschaft.de/patienteninformationen
Hier finden interessierte Leser und Leserinnen solide Informationen zum Thema Schmerz.

ruecken-zentrum.de/blog
Der Blog vom Rückenzentrum für alle. Hier finden sich auch weitere Beiträge von Michael Richter.

Bibliografische Information der Deutschen Nationalbibliothek
Die Deutsche Nationalbibliothek verzeichnet diese Publikation in der Deutschen Nationalbibliografie; detaillierte bibliografische Daten sind im Internet über dnb.d-nb.de abrufbar.

Programmplanung: Celestina Filbrandt
Projektmanagement: Sabine Alvarado
Redaktion: Ursula Brunn-Steiner, Vaihingen/Enz
Bildredaktion: Marie Crämer
Covergestaltung: © Thieme
Layout: CYCLUS · Visuelle Kommunikation, Stuttgart

Bildnachweis:
Covermotiv und Bild S. 3: © pikovit/stock.adobe.com – composed and edited by Thieme.
Autorenfotos: Prof. Dr. S. Klessinger (oben); Rückenzentrum Am Michel (unten)
Inhalt: S. 4, 6, 8, 32, 52: © pikovit/stock.adobe.com – edited and composed by Thieme; S. 50: © S. Klessinger, Neurochirurgie Biberach; S. 27: Molitoris, Ulrich: Won den unholden oder hexen, [1489?]
Zeichnungen: Christine Lackner, Ittlingen

1. Auflage

TRIAS Verlag in Georg Thieme Verlag KG
Oswald-Hesse-Straße 50, 70469 Stuttgart

Satz und Repro: Fotosatz Buck, Kumhausen
Druck: AZ Druck und Datentechnik GmbH, Kempten

Gedruckt auf chlorfrei gebleichtem Papier
Printed in Germany

ISBN 978-3-432-11768-3
eISBN (ePub) 978-3-432-11769-0

1 2 3 4 5 6

MIX
Papier | Fördert gute Waldnutzung
FSC® C008457
FSC www.fsc.org

Wichtiger Hinweis: Wie jede Wissenschaft ist die Medizin ständigen Entwicklungen unterworfen. Forschung und klinische Erfahrung erweitern unsere Erkenntnisse. Ganz besonders gilt das für die Behandlung und die medikamentöse Therapie. Bei allen in diesem Werk erwähnten Dosierungen oder Applikationen, bei Rezepten und Übungsanleitungen, bei Empfehlungen und Tipps dürfen Sie darauf vertrauen: Autoren, Herausgeber und Verlag haben große Sorgfalt darauf verwandt, dass diese Angaben dem Wissensstand bei Fertigstellung des Werkes entsprechen. Rezepte werden gekocht und ausprobiert. Übungen und Übungsreihen haben sich in der Praxis erfolgreich bewährt. Eine Garantie kann jedoch nicht übernommen werden. Eine Haftung des Autors, des Verlags oder seiner Beauftragten für Personen-, Sach- oder Vermögensschäden ist ausgeschlossen.

Marken, geschäftliche Bezeichnungen oder Handelsnamen werden nicht in jedem Fall besonders kenntlich gemacht. Aus dem Fehlen eines solchen Hinweises kann nicht geschlossen werden, dass es sich um einen freien Handelsnamen handelt.

Wo datenschutzrechtlich erforderlich, wurden die Namen und weitere Daten von Personen redaktionell verändert (Tarnnamen). Dies ist grundsätzlich der Fall bei Patient*innen, ihren Angehörigen und Freund*innen, z. T. auch bei weiteren Personen, die z. B. in die Behandlung von Patient*innen eingebunden sind.

Thieme Publikationen streben nach einer fachlich korrekten und unmissverständlichen Sprache. Dabei lehnt Thieme jeden Sprachgebrauch ab, der Menschen beleidigt oder diskriminiert, beispielsweise aufgrund einer Herkunft, Behinderung oder eines Geschlechts. Thieme wendet sich zudem gleichermaßen an Menschen jeder Geschlechtsidentität. Die Thieme Rechtschreibkonvention nennt Autor*innen mittlerweile konkrete Beispiele, wie sie alle Lesenden gleichberechtigt ansprechen können. Die Ansprache aller Menschen ist ausdrücklich auch dort intendiert, wo im Text (etwa aus Gründen der Leseleichtigkeit, des Text-Umfangs oder des situativen Stil-Empfindens) z. B. nur ein generisches Maskulinum verwendet wird.

Unsere Umwelt ist uns wichtig!
Papier aus nachhaltigen und kontrollierten Quellen
Druck in Deutschland mit kurzen Lieferwegen
Druckereien mit hohen Ansprüchen an Ökologie

... mehr aus der Reihe

DER RÜCKEN-DOC

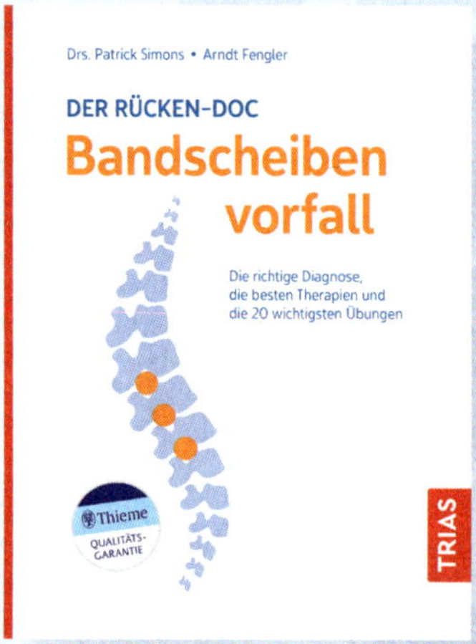

Simons, **Bandscheibenvorfall**
ISBN 978 343 211766 9

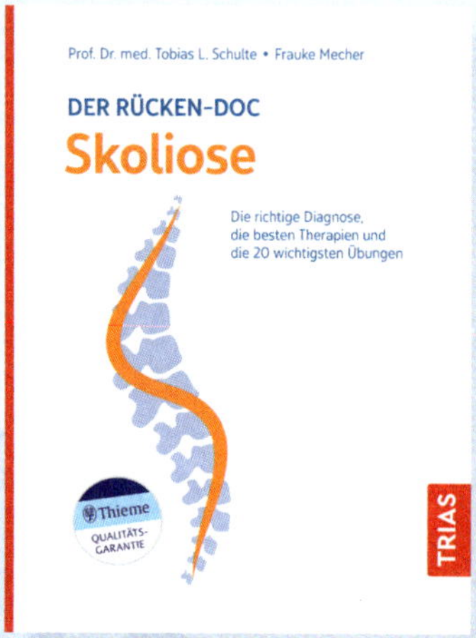

Schulte, **Skoliose**
ISBN 978 343 211770 6

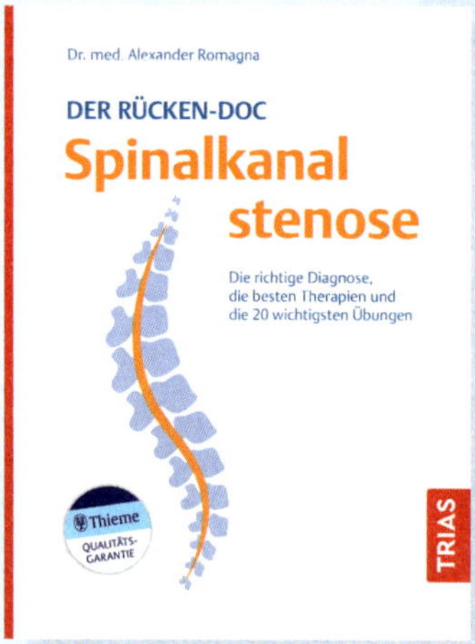

Romagna, **Spinalkanalstenose**
ISBN 978 343 211772 0

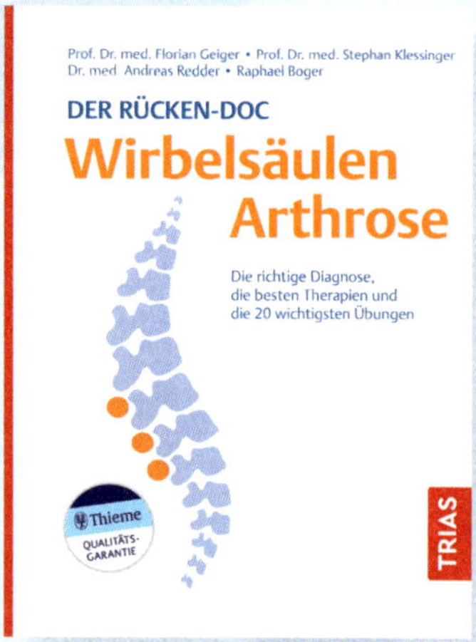

Geiger, **Wirbelsäulenarthrose**
ISBN 978 343 211774 4

Mehr zum Thema:
www.trias-verlag.de/rueckenaktiv